W0260779

Glaukom 2000 – Ein Diskussionsforum

Springer

Berlin
Heidelberg
New York
Barcelona
Hongkong
London
Mailand
Paris
Singapur
Tokio

G.K. KRIEGLSTEIN (HRSG.)

Glaukom 2000

Ein Diskussionsforum

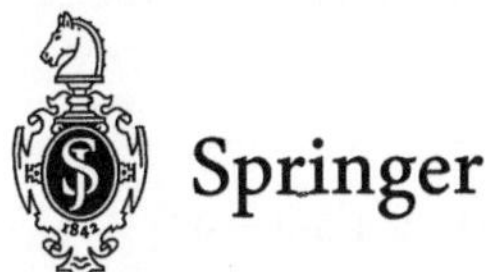

Springer

PROFESSOR DR. GÜNTER K. KRIEGLSTEIN
Universität zu Köln
Zentrum für Augenheilkunde
Josef-Stelzmann-Str. 9
50931 Köln

ISBN-13: 978-3-642-63980-7   e-ISBN-13: 978-3-642-59452-6
DOI: 10.1007/978-3-642-59452-6

Die Deutsche Bibliothek – CIP-Einheitsaufnahme

Glaukom 2000 : ein Diskussionsforum / Günter K. Krieglstein (Hrsg.). – Berlin : Heidelberg ; New York ; Barcelona ;. Hongkong ; London ; Mailand ; Paris ; Singapur ; Tokio : Springer, 2001

Springer-Verlag Berlin Heidelberg New York
ein Unternehmen der BertelsmannSpringer Science+Business Media GmbH

Umschlaggestaltung: *design & production*, Heidelberg
Satz: Fotosatz-Service Köhler GmbH, Würzburg

Gedruckt auf säurefreiem Papier   SPIN: 0784850   18/3130/ag – 5 4 3 2 1 0

Vorwort

Am 25.–28. Mai 2000 trafen sich in Wertheim eine Gruppe von „Glaukomatologen" zu einem Symposium besonderer Struktur. Vertreter der Grundlagenforschung, der klinischen Glaukomforschung, der praktischen Augenheilkunde, der augenärztlichen Berufspolitik und der Gesundheitsökonomie – denen ein besonderes Interesse an der Glaukomatologie gemeinsam war – einigten sich, die vielfältigen Facetten dieser Erkrankung an der Schwelle des Jahrhunderts in freier Diskussion zu beleuchten. Dies sollte geschehen unter Verzicht auf Vorträge im klassischen Sinne. Der Informationsaustausch und der zu erzielende Konsens sollten ausschließlich in offener und freier Diskussion erreicht werden. Alle interessierenden Fragen der Glaukomatologie wurden in sieben Diskussionsrunden gruppiert, welche von jeweils zwei Moderatoren geleitet wurden. Jede Subspezialität der Glaukomatologie – ausgewählt von beiden Moderatoren – gab 10 Aspekte ihres Spezialgebietes vor, gleichsam als Kristallisationskeime einer Diskussion, die jedoch nicht ausschließlich an diese gebunden war. Damit war ein Grundgerüst des Meinungsaustausches gegeben, welchem die Moderatoren folgen, aber auch andere Schwerpunkte setzen konnten.

Das vorliegende Büchlein versucht die essentiellen Bestandteile der Diskussion zusammenzufassen und Konsens wiederzugeben. Es wurde publiziert, um auch jene Kolleginnen und Kollegen an den Ergebnissen der Diskussion teilhaben zu lassen, welche zwar in Klinik/Praxis auch einen Glaukomschwerpunkt pflegen, aber in Wertheim nicht dabeisein konnten.

Die Tagung wie auch die vorliegende Publikation wurde unterstützt von Pharmacia & Upjohn GmbH/Erlangen, wofür der Dank aller jener gilt, welche beides für die Betreuung der uns anvertrauten Glaukompatienten als nützlich empfinden.

Köln, Oktober 2000   G. K. Krieglstein

Inhaltsverzeichnis

Verzeichnis der Moderatoren

Dr. med. Holger Bull
Augenärztliche Gemeinschaftspraxis
Pankeweg 15
16928 Groß-Pankow

Prof. Dr. med. Michael Diestelhorst
Zentrum für Augenheilkunde der Universität zur Köln
Josef-Stelzmann-Straße 9
50931 Köln

Prof. Dr. med. Jost Jonas
Univ.-Augenklinik
Klinikum Mannheim
Theodor-Kutzer-Ufer
68167 Mannheim

Prof. Dr. med. Dr. jur. Eugen Gramer
Universitäts-Augenklinik
Josef-Schneider-Str. 11
97080 Würzburg

Prof. Dr. med. Dr. h.c. Franz Grehn
Universitäts Augenklinik
Josef-Schneider-Str. 11
97080 Würzburg

Gisela Kobelt
Health Dynamics International
and Executive Education
212 Chemin du Castelleras No. 5
06530 Le Tignet/France

PROF. DR. MATHIAS KORTH
Universitäts-Augenklinik
Schwabachanlage 6
91054 Erlangen

DR. MED. UWE KRAFFEL
1. Vorsitzender des Bundesverbandes der Augenärzte Deutschlands
Kantstr. 75
10627 Berlin

PROF. DR.MED. GÜNTER K. KRIEGLSTEIN
Zentrum für Augenheilkunde der Universität zu Köln
Josef-Stelzmann-Str. 9
50931 Köln

PROF. DR. MED. ELKE LÜTJEN-DRECOLL
Anatom. Institut II
Universität Erlangen
Universitätsstr. 19
91054 Erlangen

PROF. DR. MED. GEORG MICHELSON
Universitäts-Augenklinik
Schwabachanlage 6
91054 Erlangen

PROF. DR.MED. NORBERT PFEIFFER
Universitäts-Augenklinik
Langenbeckstr. 1
55131 Mainz

PROF. DR. MED. LUTZ E. PILLUNAT
Universitäts-Augenklinik
Martinistr. 52
20246 Hamburg-Eppendorf

PROF. DR. MED. MICHAEL WIEDERHOLT
Institut für Klinische Physiologie
Universitätsklinikum Benjamin Franklin
Hindenburgdamm 30
12200 Berlin

1. Diskussionsrunde
Pathophysiologie, Morphologie

Moderatoren:

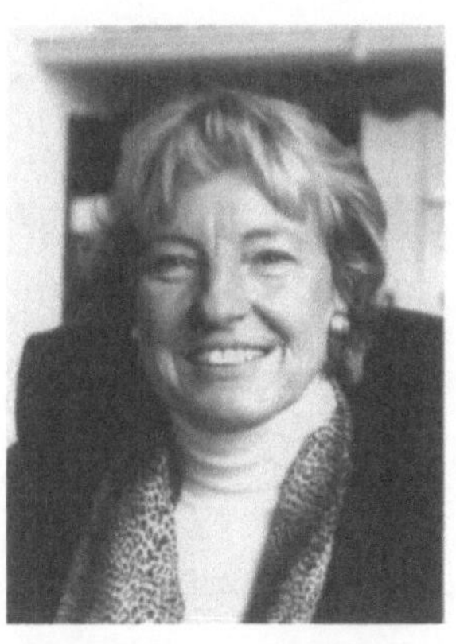 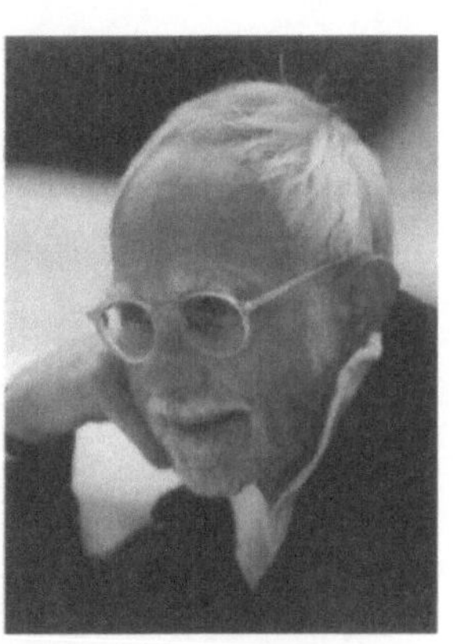

E. Lütjen-Drecoll   M. Wiederholt

1
Welche funktionelle und therapeutische Bedeutung hat die Eigenkontraktilität des Trabekelmaschenwerks?

Die Entdeckung kontraktiler Elemente in den Endothelzellen des Trabekelmaschenwerks markiert eine neue Einsicht in die funktionelle Morphologie der Abflußwege für Kammerwasser im menschlichen Glaukom-Auge. Hier zeigt sich ein funktioneller Antagonismus zwischen der Steuerung der Abflußleichtigkeit durch die Kontraktion der Pars longitudinalis des Ziliarmuskels und den Trabekelendothelien selbst. Dies hat eine große pharmakotherapeutische Perspektive, da hiermit ein Zugriff auf die Feinsteuerung trabekulärer Fazilität unabhängig von der mechanischen Steuerung des Ziliarmuskels besteht. Die kontraktilen Aktinelemente in den Trabekelzellen könnten gezielt aktiviert oder blockiert werden. So konnte gezeigt werden, daß in der Glaukomtherapie verwendete Medikamente wie Pilocarpin, Carbachol und Betablocker direkt die Kontraktilität des Trabekelmaschenwerks beeinflussen. Zahlreiche vasoaktive Substanzen wurden getestet. Dabei ergab sich, daß Ähnlichkeiten, aber auch fundamentale Unterschiede zwischen Trabekelmaschenwerk und Ziliarmuskel bestehen. Wichtige Mediatoren für diese zellbiologischen Regelkreisläufe zur Justierung trabekulärer Fazilität sind Endothelin, Stickstoffmonoxyd und verschiedene Substanzen, die in die intrazelluläre Signaltransduktion eingreifen. Wichtige funktionelle Verbindungen bestehen auch zur Physiologie/Pathophysiologie des Tag-Nacht-Rhythmus zirkadianer Augendruckschwankungen. Da die Kammerwassersekretion nachts um nahezu 50 % abnimmt, ohne daß der Augeninnendruck korrespondierend um das gleiche Maß absinkt, liegt der Schluß nahe, daß hier eine gewisse Regulation über die Eigenkontraktilität der Zellen im Trabekelmaschenwerk geschieht. Sollte es gelingen, die Subtypen der autonomen Rezeptoren für die kontraktilen Elemente der Trabekelzellen zu charakterisieren, wäre eine selektive, pharmakotherapeutische Beeinflussung dieser Stellgröße trabekulärer Fazilität denkbar. Ist die autonome Innovation entschlüsselt, wäre der Weg für eine therapeutische Manipulation frei und könnte neue Möglichkeiten der medikamentösen Augendrucksenkung eröffnen.

2
Wie könnte der funktionelle Antagonismus von Trabekelmaschenwerk und Ziliarkörper pharmakotherapeutisch genutzt werden?

Zweckdienlich hierzu wäre ein Wirkstoff, der es ermöglicht, die Endothelzellen des Trabekelmaschenwerks selektiv zu relaxieren. Eine potentiell glatte Muskelzellen relaxierende Substanz hätte zusätzlich den Vorteil, daß auch die Mikrozirkulation von Retina und Sehnervenkopf verbessert werden könnte. Die traditionellen Antiglaukomatosa wurden im wissenschaftlichen, experimentellen Modell getestet, erfüllen diese Idealansprüche jedoch noch nicht. Da die Prostaglandin EP-2-Rezeptoren im Trabekelmaschenwerk stark präsentiert sind ergäbe sich hier eine Möglichkeit, dem gesteckten Ziel der experimentellen Glaukomtherapie näher zu kommen. Zwar führen Wirkstoffe wie Ethacrynsäure oder Cytochalasin zu einem extrem relaxierenden Effekt auf die Endothelzellen, diese Substanzen bewirken jedoch auch einen Kollaps des Schlemmschen Kanals und erfüllen so den Zielanspruch für diesen potentiellen Weg der Augendrucksenkung nicht. Calcium-Antagonisten relaxieren ebenfalls den Tonus der glattmuskelspezifischen Trabekelmaschenwerkszellen. Noch sind nicht alle Spasmolytika, welche relaxierend auf glattmuskuläre Zellen wirken, untersucht, vielleicht ergibt sich in dieser Stoffgruppe ein brauchbarer Kandidat für diesen vielversprechenden Therapieweg. Wenngleich sich derzeit noch kein Wirkstoff mit klinisch-therapeutischer Eignung anbietet, so ist die weitere Erforschung in dieser Richtung vielversprechend.

3

Welche Rolle spielt das Endothelin in der Glaukompathophysiologie?

Endothelin definiert die Basiskontraktilität glattmuskelspezifischer Zellen des trabekulären Maschenwerks und des Ziliarmuskels und bestimmt auch den Widerstand in der Gefäßendstrombahn des menschlichen Auges. Endothelin wird in Endothelien der Kapillaren synthetisiert und wird aktiv von den nicht-pigmentierten Ziliarepithelzellen in das Kammerwasser sezerniert. Es ist ein wichtiger Gegenspieler zu den vasodilatatorischen Eigenschaften von Stickstoffmonoxid (NO). Endothelin ist im Kammerwasser gegenüber dem Plasma um den Faktor 2 bis 3 erhöht. Bei Glaukompatienten fand sich eine weitere Erhöhung der Endothelinkonzentration im Kammerwasser. Dies ist insbesondere bei klinischen Glaukomformen mit einem vaskulären Risikoprofil von großer Bedeutung. Bei Patienten mit Normaldruckglaukom fand sich eine Erhöhung der Endothelinkonzentration im Plasma. Endothelin-Antagonisten können somit insbesondere bei Glaukomen mit Defiziten der Gefäßautoregulation von großer therapeutischer Bedeutung sein. Ungeklärt ist jedoch noch der Effekt von Endothelin-Antagonisten bei peroraler Verabreichung auf die Gefäßregulation im ganzen Körper. Eine weitere wichtige Wechselwirkung, die es zu erforschen gilt, ist die gegenseitige Beeinflussung von Endothelin und Glutamat. Pathophysiologisch und pharmakotherapeutisch ist hier die Brücke zur Neuroprotektion geschlagen, eine anti-vasokonstriktive und zugleich neuroprotektive Wirkung eines Endothelin-Antagonisten ist damit vorstellbar.

4
Welche Rolle spielt das NO/cGMP-System in der Glaukom-Pathophysiologie?

Stickstoffmonoxid (NO) ist eine stark vasodilatierende Substanz. Letztlich kommt es intrazellulär zu einer Erhöhung des cGMP. Es gibt Hinweise dafür, daß NO-Synthase bei Glaukompatienten im Trabekelmaschenwerk und im Ziliarmuskel vermindert ist. Durch die Erhöhung von Endothelin im Kammerwasser und durch die Verminderung der NO-Bildung verschiebt sich im Kammerwasser das Gleichgewicht zwischen konstringierenden und dilatierenden Substanzen zu Ungunsten der dilatierenden Aktivitäten. Bei der Wirkung von NO auf Gefäße ist es wichtig, die Wirkungen des NO auf die Kontraktilität von Arteriolen und Kapillaren in Retina und Sehnervenkopf zu differenzieren gegenüber möglichen zytotoxischen Effekten eines erhöhten NO-Spiegels. An den Ganglienzellen der Netzhaut wirkt Stickstoffmonoxid in hoher Konzentration als freies Radikal und ist an der Signalkaskade der Apoptose (programmierter Zelltod) beteiligt. An der Gefäßendstrombahn und an anderen kontraktilen Elementen wie Trabekelmaschenwerk ist NO ein wichtiger Dilatator und der zentrale Gegenspieler des Endothelins. Eine therapeutische Manipulation des Gleichgewichts von dilatatorischen und konstriktorischen Komponenten kann sowohl für die Regulation von Kammerwassersekretion und -abfluß als auch für die Behebung von Zirkulationsstörungen und Konzepte der Neuroprotektion von Bedeutung sein.

5
Welche Rolle spielt der Na/Cl/K-Transporter für die Hydrodynamik?

Dieses Transportsystem ist in praktisch allen Körperzellen und auch an den Trabekelmaschenwerkszellen für die Regulation des Zellvolumens mitverantwortlich. Möglicherweise ist dieser Transporter in Trabekelmaschenwerkszellen von Glaukompatienten verändert. Es ist noch unklar, ob hier eine zellbiologische Stellgröße für die Regulation des Kammerwasserabflusses (Fazilität) besteht. Die Manipulation dieses Transportsystems hat derzeit noch keine therapeutische Perspektive, auch ist eine pathophysiologische Bedeutung noch unklar. Am perfundierten isolierten Auge von Mensch und Affen konnte keine Beeinflussung der Fazilität durch Hemmstoffe dieses Transporters (Furosemid) beobachtet werden. Auch die Kontraktilität des isolierten Trabekelmaschenwerks wurde durch Furosemid nicht beeinflußt. Ein Antagonismus zur Eigenkontraktilität der Trabekelmaschenwerkszellen wäre vorstellbar, ist jedoch derzeit ein ausschließlich theoretischer Ansatz.

6
Neue Einsichten zur nervösen Regulation der Kammerwasser-Abflußwege

Veränderungen der Extrazellulärmatrix im Trabekelmaschenwerk sind als entscheidende Determinante der Abflußleichtigkeit gut bekannt. Viele dieser Änderungen sind mit Alterungsvorgängen korreliert. Es besteht auch eine hochsignifikante Korrelation zur Quantität der Zunahme extrazellulären Materials im Trabekelmaschenwerk und des quantitativen Verlustes von Neuronen. Es bestehen offensichtlich regulative Stellgrößen über Faktoren im Kammerwasser selbst, mit Rückkopplung zur Ziliarkörperfunktion, wie auch Regulationen direkt neuronal. Es läßt sich eine Fülle freier Nervenendigungen im Trabekelmaschenwerk nachweisen, welche offensichtlich auch eine Funktion als Mechanorezeptoren haben. Es bestehen im Trabekelmaschenwerk selbst wie auch am Skleralsporn Fühler zu Richtgrößen der Hydrodynamik, welche Parameter wie Scherkräfte und Druck aufnehmen und in die Homöostase der Hydrodynamik integrieren. Interessant ist, daß im Trabekelmaschenwerk NO-positive Nerven nachweisbar sind, im longitudinalen Anteil des Ziliarmuskels jedoch nicht. Ein neues Feld dieser Forschungsrichtung ist die intensive autonome Innervation der Episklera mit vielfältigen arterio-venösen Anastomosen. An dieser Stelle der Hydrodynamik muß Kammerwasser mit Blut um gemeinsame Lumina konkurrieren, damit ergibt sich eine Regulationsmöglichkeit der Abflußleichtigkeit jenseits des Schlemmschen Kanals mit sehr kurzem Zeitbedarf der Veränderung. Im Lichte der bestehenden Forschungen muß man von einer dreifachen Regelung des Kammerwasserflusses ausgehen: erstens Eigenkontraktilität der Endothelzellen, trabekuläre Fazilität gesteuert über Mechanorezeptoren und Rückkopplung über den Ziliarmuskel, Veränderungen der Fazilität jenseits des Schlemmschen Kanals über die Innervation arterio-venöser Anastomosen. Hier ergeben sich vielversprechende Forschungsperspektiven. Auffällig ist, daß das Trabekelmaschenwerk eine intensive autonome Innervation in einer Dichte zeigt, welche nicht vergleichbar mit dem Ziliarkörper ist.

7
Welche Faktoren führen zur Erhöhung des Abflußwiderstandes?

Die Ursachen, die neben der bekannten Vermehrung extrazellulären Materials im Trabekelmaschenwerk im Alter diesen Prozeß bei Glaukompatienten zusätzlich stimulieren, sind bisher nicht bekannt. Es ist bereits bei einer Anzahl von Glaukompatienten nachgewiesen, daß TGF-β-2 im Kammerwasser erhöht ist, aber auch andere Faktoren könnten die im Trabekelwerk beobachteten glaukomatösen Veränderungen wie Vermehrung von EZM, des Streßproteins αB-Crystallin, des TIGR-Proteins sowie eine Abnahme der Zellzahl hervorrufen. Die zunehmende Vervollständigung dieser zellbiologischen und molekularbiologischen Kenntnisse wird die Tür zu neuen Wegen innovativer Glaukomtherapie öffnen.

8
Die Bedeutung von TGF-β-2 in der Glaukomatologie

TGF-β-2 ist bei 50 % der Glaukompatienten im Kammerwasser erhöht. Erstaunlicherweise findet sich diese Erhöhung nicht bei Exfoliationsglaukomen. Der Kammerwassergehalt an TGF-β-2 ist eine wichtige Voraussetzung für das Immunprivileg des menschlichen Auges. Die Erhöhung im Kammerwasser bei Glaukompatienten spricht für eine pathophysiologische Bedeutung, die es jedoch wissenschaftlich noch näher zu definieren gilt.

In vitro induziert TGF-β-2-Gabe die Expression von extrazellulären Matrixbestandteilen sowie des Enzyms Transglutaminase, das extrazelluläre Matrix so vernetzt, daß Metalloproteinasen diese nicht mehr auflösen können. Zusätzlich wird die Expression des Streßproteins αB-Crystallin sowie des TIGR-Proteins stimuliert. Beide Proteine sind auch bei einer Anzahl von Glaukompatienten in Trabekelzellen vermehrt nachzuweisen. Die bei Glaukompatienten beobachtete Vermehrung dieser Proteine könnte somit durch das im Kammerwasser erhöhte TGF-β-2 induziert sein.

9
Was bedeutet das TIGR-Gen für die Humangenetik der Glaukome?

Die pathophysiologische Bedeutung dieses Proteins ist noch unklar. Die Wirkungen des TIGR-Proteins für die Fazilität des menschlichen Kammerwassers sind noch nicht bekannt. Es ist jedoch nachgewiesen worden, daß bei einer großen Zahl von Patienten mit juvenilem Glaukom ein TIGR-Gendefekt vorliegt und daß bei etwa 50% der untersuchten Augen mit POAG und PEX-Glaukom das normale TIGR-Protein in den Trabekelzellen vermehrt exprimiert wird. In vitro läßt sich TIGR durch Behandlung von Trabekelzellen mit TGF-β (s.o.) sowie auch durch oxidativen Streß und Dexamethason induzieren. Weitere Untersuchungen werden klären, ob der Nachweis des TIGR-Gens zu einer neuen Grundlage der genetischen Glaukom-Disposition wird.

10
Die pathophysiologische Rolle von oxidativem Stress
in der Glaukomgenese

Das vermehrte Auftreten freier Radikale im Kammerwasser („oxidativer Stress") ist gut belegt. Gut definiert sind auch molekularbiologische Mechanismen ihrer Gegenregulation. Radikalfänger im Kammerwasser sind z.B. Vitamin C und Vitamin E. Das Vitamin C hat jedoch eine Führungsrolle und ist im Kammerwasser 200-fach gegenüber dem Plasma konzentriert. Im Trabekelwerk ebenso wie in der Linse sind zusätzlich die Enzyme Glutathionperoxidase und Catalase als „Radikalfänger" exprimiert. Oxidativer Stress oder ein erhöhter Spiegel freier Radikale hat Konsequenzen für die Zellbiologie der Kammerwasser-Abflußwege und ist auch von Bedeutung für die Induktion der apoptotische Kaskade an der Ganglienzelle der Netzhaut. Erste Untersuchungen an Mäusen mit Knockout des Enzyms Glutathionperoxidase zeigen Veränderungen im Kammerwasser-Abflußbereich, die denen glaukomatöser menschlicher Augen in vieler Hinsicht vergleichbar sind. Inwieweit der therapeutische Einsatz von Radikalfängern im vorderen Augensegment therapeutisch relevant sein kann, ist derzeit noch unklar. Intensive Forschungen bestehen jedoch in Verbindung mit neuroprotektiven Therapieansätzen.

2. Diskussionsrunde Glaukomdiagnostik

Moderatoren:

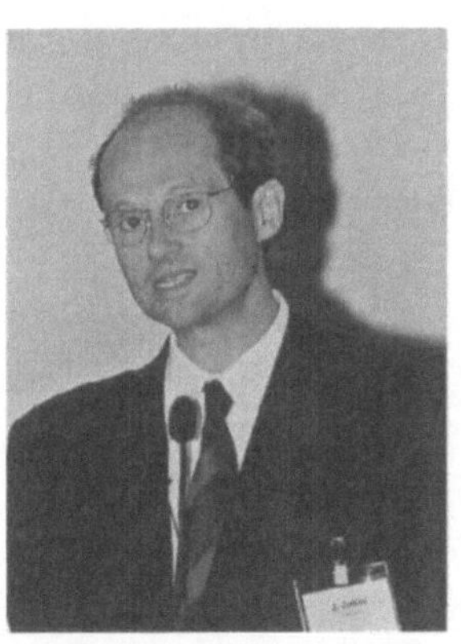

J. Jonas

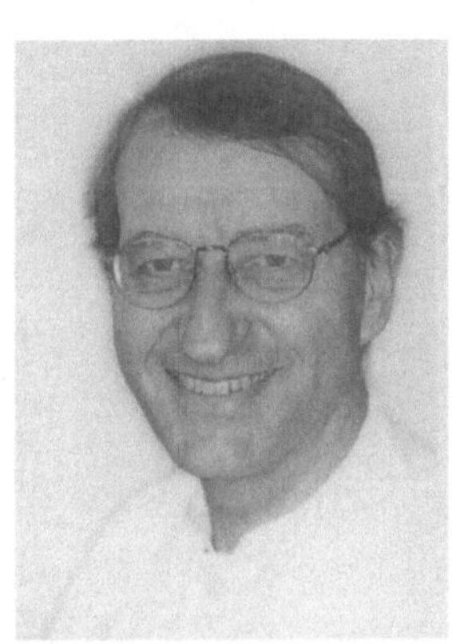

M. Korth

1

Wie nützlich ist die retinale Nervenfaserschichtpolarimetrie (GDx) in der Glaukomdiagnostik?

Der diagnostische Informationswert von Defekten der retinalen Nervenfaserschicht in der morphologischen Frühdiagnose des chronischen Glaukoms ist unstrittig. Keilförmigen Ausfällen der Nervenfaserschicht geht häufig eine Papillenrandblutung voraus, gefolgt von Einkerbungen des neuroretinalen Randsaumes und weiterhin gefolgt in unterschiedlichen Zeitspannen von pathognomonischen Gesichtsfeldausfällen. Die ophthalmoskopische Beurteilung der Nervenfaserschicht im rotfreien Licht oder mit entsprechenden fotografischen Methoden ist gut etabliert. Insbesondere bei Glaukomformen mit einem begleitenden ischämischen Pathomechanismus ist die Inzidenz von Papillenrandblutungen sowie Nervenfaserschichtdefekten von großer Bedeutung. Die Nervenfaserschichtpolarimetrie (GDx) stellt eine moderne Technik zur quantitativen Beurteilung der Nervenfaserschichtdicke dar. Der Informationswert richtet sich sowohl auf die Diagnose wie auch auf den Verlauf der Erkrankung. Die diagnostische Zielstruktur, die Nervenfaserschicht der Netzhaut, hat eine physiologische Dicke von bis zu 400 µm (in histomorphometrischen Studien) in Abhängigkeit der Distanz zur Papille und in Abhängigkeit des Meridians, in dem gemessen wird. Die zur Verfügung stehende Messtechnik der Polarimetrie hat derzeit noch einen Messfehler von 10–20 µm, was eine Erfassung von Defekten der Nervenfaserschicht in ganzer Dicke erlaubt. Bei diffusen Ausfällen der Nervenfaserschicht ist der Messfehler jedoch noch zu groß, weshalb diese Untersuchungsmethode noch nicht für die klinische Routine empfohlen werden kann. Die Messtechnik ist für die Glaukomdiagnose von großem Interesse, die Perspektive liegt jedoch in ihrer Weiterentwicklung mit einer weiteren Reduktion des Messfehlers, so daß trotz der physiologischen Variabilität der Dicke der Nervenfaserschicht mit akzeptablem Messfehler eine akzeptable Sensitivität und Spezifität der Messung erreicht werden kann.

2
Rolle des HRT II als Routineinstrument in der Glaukomdiagnostik?
Ist die CCD-Kamera an der Spaltlampe eine Alternative?

Es besteht weitgehend Übereinstimmung darüber, daß eine gute Fotodokumentation der Papillenmorphologie für die Verlaufskontrolle des Glaukoms von bisher unübertrefflichem Informationswert ist. Die digitale Fotografie über die Spaltlampe zur Dokumentation der Papillenmorphologie wird sich als die fotografische Technik der Zukunft entwickeln, da eine Vernetzung mit anderen Diagnosedaten, sowie eine teleophthalmologische Anwendung gut möglich sind. In der bildanalytischen Diagnostik ist die Laserscanning-Tomografie mit dem Heidelberg-Retina-Tomografen II derzeit die Standardmethode. Der Vorzug dieser Technik ist, daß neben einer quantitativen Biomorphometrie für den Verlauf eine Akutbeurteilung möglich ist. Das System ist in der Lage, die absolute Papillengröße zu messen und ermöglicht so die Abgrenzung einer primären Makroexkavation gegenüber einer erworbenen, pathologischen Exkavation. Da die Fläche des neuroretinalen Randsaumes mit der Papillengröße korreliert ist, läßt sich die Breite des Randsaumes in den verschiedenen Meridianen zur Papillengröße in Beziehung setzen und vergleichbar einer Bebié-Kurve in der automatisierten Perimetrie eine kumulative Häufigkeit der Randsaumbreiten aufzeichnen und in den zu erwartenden, physiologischen Randsaumbreiten in Beziehung setzten. Langzeiterfahrungen mit unterschiedlichen bildanalytischen Methoden werden Aufschluß darüber geben, ob die traditionelle Fotodokumentation durch eine elektronische Bildanalytik abgelöst werden kann. Es ist durchaus möglich, daß der diagnostische Informationswert der Bildanalytik durch die Kombination verschiedener Techniken noch wesentlich gesteigert wird.

3

Was ist die beste Technik der Verlaufsbeobachtung?

Die adäquate Dokumentation der Papillenmorphologie zum Zeitpunkt der Diagnose ist für die Verlaufsbeobachtung unverzichtbar. Erste Veränderungen im Verlaufe der Erkrankung sind in einem Frühstadium morphologisch leichter erfaßbar, während in einem Spätstadium die perimetrische Verlaufskontrolle dominiert. Funduskamera oder eine CCD-Kamera mit guter Auflösung sind nach wie vor unverzichtbar. Wichtige Marker der Pathogenese bleiben die Beobachtung der Papillenrandblutung und das Auftreten von Nervenfaserschicht-Defekten. Bei den gegebenen technischen Möglichkeiten ist eine Gleichwertigkeit einer CCD-Kamera mit einem guten Fundusfoto jedoch noch nicht gegeben. In der morphologischen, quantitativen Verlaufsbeobachtung ist die Heidelberg-Retina-Tomografie mit der neuesten Software durch andere Systeme bisher nicht übertroffen. Die Bildauswertung des HRT geschieht auf einem höheren Niveau der Objektivität als die subjektive Beurteilung eines Fotos zum gegebenen Zeitpunkt, während das Aufdecken feiner morphologischer Veränderungen durch zwei perfekte Fundusfotos sensibler sein kann.

4
Gibt es Unterschiede in der Papillenmorphologie der verschiedenen Glaukomformen?

Als morphologische Charakteristika verschiedener Glaukomtypen stellen sich dar:

- Hochmyopes primäres Offenwinkelglaukom: Sekundäre Makropapille mit abnormaler Form, flacher und konzentrischer Exkavation, geringer Häufigkeit von Papillenrandblutungen, großer parapapilläre Atrophie bzw. Conus myopicus, mittleren bis manchmal niedrigen Augeninnendruckwerten.
- Juveniles primäres Offenwinkelglaukom: Tiefe und steile Exkavation, geringe Häufigkeit von segmentalen Randsaumverlusten (Kerben), geringe Häufigkeit von Papillenrandblutungen, kleine parapapilläre Atrophie, hohe maximale und minimale Augeninnendruckwerte.
- Augen mit altersassoziiertem atrophischen Offenwinkelglaukom (ausgeprägter Fundus tabulatus): Augen mit großer parapapillärer Atrophie, flacher Exkavation, konzentrischem Randsaumverlust, nur mäßig erhöhten Druckwerten.
- Augen mit Normaldruckglaukom: Augen mit tiefer und steiler Exkavation, kleiner parapapillärer Atrophie, großer Häufigkeit von Kerben im neuroretinalen Randsaum und Papillenrandblutungen („Fokaler Typ").
- Augen mit sekundärem chronischen Offenwinkelglaukom bei Pseudoexfoliationsyndrom oder bei primären Melanindispersionssyndrom („Pigmentglaukom") zeigen keine pathognomonischen Papillenkennzeichen.

5
Ist die relative, vertikale Exkavationsgröße der Papille obsolet in der morphologischen Glaukomdiagnostik?

Die vertikale Elongation der Exkavation im Verlaufe des chronischen Glaukoms ist pathognomonisch. Wegen der höheren Vulnerabilität der dicken Neurone, verbunden mit den makrozellulären Ganglienzellen, am oberen und unteren Papillenpol ist die vertikale Elongation der Exkavation plausibel. Als alleiniger Parameter ist diese pathognomonische Veränderung der Exkavation jedoch nicht ausreichend. Die vertikale C/D-Ratio korrigiert zur Papillenfläche ist einer der sensitivsten morphologischen Parameter. Die diagnostische Aussagekraft hängt jedoch auch von der Papillengröße ab. Die vertikale Exkavationsgröße der Papille ist somit nicht obsolet und ein wichtiges diagnostisches Kriterium.

6
Notwendigkeit von Dauerregistrierung des intraokularen Druckes für die Diagnostik von Hoch- vs Niederdruckglaukomen

Die kontinuierliche, telemetrische Registrierung des Augeninnendruckes über ein Implantat wird neue Einsichten zur Pathophysiologie des Augeninnendruckes bei den verschiedenen Glaukomformen vermitteln. Dies gilt auch für die physiologische Variabilität des Augeninnendruckes bei Gesunden. Wertvolle Erkenntnisse dürfen erwartet werden von der Differenzierung der Normaldruckglaukome gegenüber den Hochdruckglaukomen. Forschungsprojekte in dieser Richtung mit einem „intraokularen Drucksensor" mit kontinuierlicher telemetrischer Druckregistrierung haben das tierexperimentelle Stadium bereits abgeschlossen und werden in naher Zukunft zur Anwendung beim Menschen zur Verfügung stehen. Mit der Anwendungsreife beim Glaukompatienten (zur Implantation während der Kataraktchirurgie) wird die Bedeutung des Augeninnendruckes beim chronischen Glaukom eine Neudefinition erfahren.

7

Ist der perimetrische Ausfall nicht ein Spätsymptom?
Ist die Perimetrie noch gerechtfertiger diagnostischer Standard?
(Strukturelle Redundanz, filling-in)

Das Gesichtsfeld des menschlichen Auges setzt sich ähnlich einem Flickenteppich aus sogenannten rezeptiven Feldern zusammen, welche zum Zentrum hin kleiner werden und sich überlappen. Eine diskrete neuronale Läsion muß deshalb nicht zu einem perimetrischen Defekt führen, verständlich aus der Überschußbevorratung im visuellen System, der strukturellen Redundanz. Daneben gibt es noch das filling-in-Phänomen, die Auffüllung des Defektes in der visuellen Perzeption, so wie das physiologische Skotom des blinden Fleckes unterdrückt wird.

Neuartige sinnesphysiologische Untersuchungstechniken versuchen die visuelle Redundanz zu umgehen und konzentrieren sich auf die präferenten Defekte im makrozellulären System. Der „Erlanger Flimmertest" entwickelt sich zu einer visuellen Untersuchungsmethode, welche ein sinnesphysiologisches Äquivalent im präperimetrischen Stadium ergibt. Aussichtsreich ist auch die Kombination dieser Untersuchungstechnik mit der Kontrastempfindlichkeit und elektrophysiologischen Methoden. Die Blau-Gelb-Perimetrie ist ebenfalls empfindlicher als die traditionelle Weiß-Weiß-Perimetrie, hat jedoch eine geringere dynamische Breite und ist anfälliger gegenüber Trübungen der brechenden Medien. Der Untersuchungsaufwand und damit die Belastung des Patienten und die Abhängigkeit von der Compliance ist größer. Für die Verlaufsbeurteilung der Spätstadien des chronischen Glaukoms ist die klassische Perimetrie nach wie vor unverzichtbar. Es gibt gute Belege dafür, daß die Blau-Gelb-Perimetrie in Verbindung mit dem Flimmertest und elektrophysiologischen Methoden vielleicht ein Optimum darstellt, das präperimetrische Glaukomstadium funktionell zu sichern. Die diagnostische Aussage der traditionellen Perimetrie in einem Frühstadium ist begrenzt, im Spätstadium unverzichtbar.

8
Was ist der Stellenwert alternativer perimetrischer Techniken? (Blau-Gelb-Perimetrie, Frequenzverdoppelung-Perimetrie, Bewegungsschwellen?)

Die Blau-Gelb-Perimetrie ist wohl sensibler bei Defekten im koniozellulären System, jedoch von großer Abhängigkeit von der Kooperation des Untersuchten. Die Perimetrie von retinalen Bewegungsschwellen mag periphere Veränderungen nachweisen, ist diagnostisch jedoch noch nicht gesichert. Die Frequenzverdopplungs-Perimetrie ist ein weiteres, alternatives Perimetrieverfahren, das in einem patientenfreundlichen Kurztest überwiegend qualitativ Änderungen des koniozellulären Systems funktionell nachweisen kann.

9

Gibt es beim Glaukom eine transneuronale Degeneration äußerer Netzhautschichten, deren elektrophysiologische Diagnostik als Verlaufskriterium lohnend wäre?

Retrograde Veränderungen in der Sinneszellschicht der Netzhaut nach Läsionen der Ganglienzellschicht sind vorstellbar und belegt. Inwieweit dies diagnostisch und elektrophysiologisch in einer Weise zu sichern ist, daß es auch in einem Frühstadium der Glaukomerkrankung anwendbar wäre, ist derzeit noch spekulativ.

10
Sind Belastungs-/Provokationstests (IOD/sensorisch) in der Frühdiagnose sinnvoll?

Sämtliche Provokationstechniken sowohl am Augeninnendruck wie auch sensorisch haben bisher die Kriterien prospektiver Beweisführung nicht erfüllt. Positive Ergebnisse in Akutversuchen sind schlüssig, wurden jedoch niemals prospektiv validiert. Das gleiche gilt für die Kombination von Provokationstests und Arzneimitteleffekten. Die Integration einer Provokationsmethode in die klinische Routine verlangt einen diagnostischen Informationswert, der unsere morphologischen und sinnesphysiologischen Untersuchungsmethoden erweitert und zu einer Aussage führt, wenn die traditionellen Untersuchungstechniken noch negative Befunde liefern. An dem Kriterium der kontrollierten, prospektiven klinischen Studie sind diese Belastungs- und Provokationstests bislang gescheitert.

3. Diskussionsrunde
Konservative Glaukomtherapie

Moderatoren:

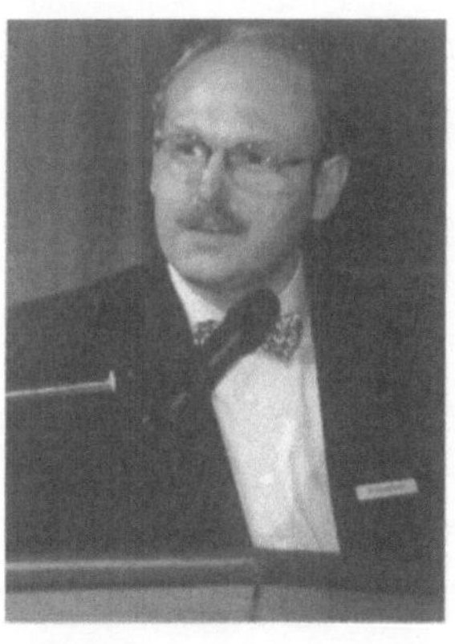 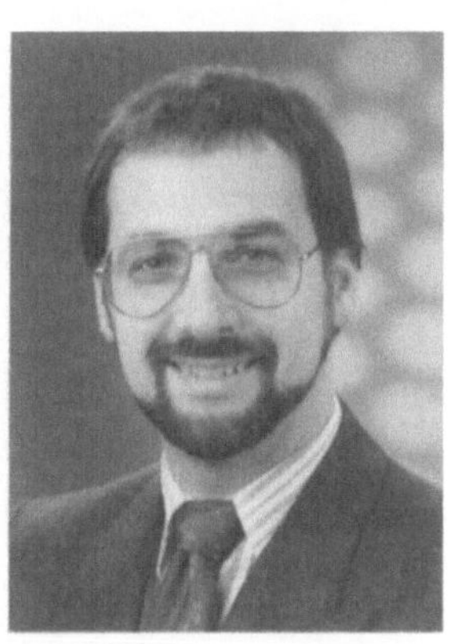

M. DIESTELHORST   N. PFEIFFER

1
Identifikation von Risikofaktoren für die Therapie der okulären Hypertension

Der erhöhte Augeninnendruck (okuläre Hypertension) ist der wichtigste Risikofaktor für das Entstehen eines chronischen Glaukoms. Die Entscheidung zur Therapie einer okulären Hypertension hängt ab von der absoluten Höhe des Augeninnendruckes, von der Dauer des erhöhten Augeninnendruckes und von augeninnendruckunabhängigen Risikofaktoren. Neben dem erhöhten Augeninnendruck sind wichtige Risikofaktoren das Alter des Patienten, die Familienanamnese, eine höhere Ametropie, ein Exfoliations-Syndrom, ein Pigmentdispersions-Syndrom. Darüber hinaus gibt es viele direkte und indirekte Belege, daß zirkulatorische Störungen die Tensionstoleranz des menschlichen Sehnervenkopfes modifizieren. Hierbei gilt es zu differenzieren zwischen einem lokal okulären, vaskulären Risikoprofil, einem allgemeinen, kardio-vaskulären Risikoprofil und hämorheologischen Risikofaktoren. Ein wichtiger Aspekt für die Therapieentscheidung der okulären Hypertension ist auch die Tatsache, daß mit dem erhöhten Augeninnendruck nicht nur das Glaukomrisiko steigt, sondern auch das Risiko für einen venösen Gefäßverschluß der Netzhaut zunimmt. Die Entscheidung zur Behandlung erhöhten Augeninnendruckes hat somit eine präventive Wertstellung sowohl für das Auftreten einer glaukomatösen Optikoneuropathie wie auch für das Auftreten einer retinalen Venenthrombose. Besteht nur ein erhöhter Augeninnendruck ohne weitere Risikofaktoren für das Entstehen einer Glaukomerkrankung, so ist eine augeninnendrucksenkende Therapie nach Ansicht der meisten Glaukomspezialisten zwischen 25 und 30 mm Hg indiziert. Lassen sich jedoch neben dem erhöhten Augeninnendruck noch andere Risikofaktoren nachweisen, ist eine augendrucksenkende Therapie nach Meinung der Mehrheit der Glaukomatologen schon bei Augendruckwerten über 22 mm Hg notwendig.

2
Kann die medikamentöse Glaukomtherapie bezüglich der IOD-senkenden Effizienz mit der Glaukomchirurgie konkurrieren?

Die augendrucksenkende Wirkung der verfügbaren Antiglaukomatosa ist in kontrollierten, klinischen Studien gut gesichert. Die relative Augendrucksenkung (prozentual vom unbehandelten Augendruckniveau) liegt für die einzelnen Antiglaukomatosa zwischen 18 und 30 %. Eine Kombinationstherapie ergibt zwar nicht die Summation der drucksenkenden Wirkung der Einzelstoffe, jedoch eine gewisse Additivität, so daß von einer Kombinationstherapie eine maximale, relative Augendrucksenkung von 35 – 40 % erwartet werden kann. Die Glaukomchirurgie ist in ihrer augendrucksenkenden Wirkung zwar nicht begrenzt, jedoch hat sie mit den intraoperativen, postoperativen und langfristigen Komplikationen ein Risikoprofil, welches das der medikamentösen Therapie in der Regel übersteigt. Aus diesem Grunde ist nach wie vor die traditionelle Rangfolge der Therapiemodalitäten beim Glaukom: erstens Medikament, zweitens Laserchirurgie (bei kritischer Indikation), drittens Mikrochirurgie. Für bestimmte Glaukomformen ist die operative Therapie vorrangig, zum Beispiel bei den dysgenetischen Glaukomen im Säuglings- und Kindesalter. Hier weiß man, daß eine medikamentöse Behandlung keine langfristige Perspektive hat. Wenngleich eine massive, unbegrenzte Augendrucksenkung nur mit der Chirurgie zu erreichen ist, darf nicht vergessen werden, daß etwa 30 – 40 % der zunächst wirksamen Filtrationsoperationen beim Glaukom wieder vernarben, so daß Rezidiveingriffe häufig sind. Wichtig ist, die individuelle Glaukomsituation bezüglich ihrer Ansprechbarkeit auf eine medikamentöse Therapie korrekt einzuschätzen und danach die Kaskade der Behandlungsoptionen zu orientieren. Wenngleich in der Regel die medikamentöse Glaukomtherapie der operativen Therapie vorausgeht, gibt es eine Reihe von Situationen, bei denen eine primäre antiglaukomatöse Chirurgie sinnvoll ist.

3
Können die neuen Antiglaukomatosa
Glaukomoperationen vermeiden helfen oder hinausschieben?

Jede individuelle Glaukomerkrankung verlangt ein individuelles Maß an Augendrucksenkung, welches die bestmögliche Wahrscheinlichkeit ergibt, die weitere Progression der Erkrankung zu verhindern. Dieses Augendruckniveau wird in der Literatur als „Zieldruck" bezeichnet. Dies bedeutet, daß bei einem fortgeschrittenen Glaukomstadium mit nur geringfügig erhöhten Augeninnendruckwerten ein tieferes Augendruckniveau unter Therapie erreicht werden muß, als in einem Frühstadium mit hohen Augendruckwerten. Eine allgemeine Orientierung ist eine relative Augendrucksenkung von mindestens 30% des unbehandelten Druckniveaus. Macht man die präjudizierte Augendrucksenkung weiterhin vom Stadium der Glaukomerkrankung abhängig, so läßt sich annäherungsweise der Zieldruck abschätzen. Mit diesen Überlegungen gewinnt man für jeden Glaukompatienten das gewünschte Maß der Augendrucksenkung. Ist dies medikamentös bei überzeugender Compliance des Patienten sicher zu erreichen, ist die Glaukomoperation vermeidbar oder kann hinausgeschoben werden, bis die genannten Prämissen nicht mehr zutreffen. Die innovativen Glaukommedikamente, welche in den letzten Jahren entwickelt wurden, ergeben in Verbindung mit den traditionellen Antiglaukomatosa und in den nun möglichen Kombinationen häufig eine Augendrucksenkung, die es ermöglicht in einer Vielzahl unserer Patienten den Zieldruck zu erreichen. In diesem Sinne kann die problemorientierte Anwendung der zur Verfügung stehenden Antiglaukomatosa als Monotherapie wie auch in Kombination durchaus Glaukomoperationen vermeiden helfen oder hinausschieben.

4
**Sind bei der Kombinationstherapie die fixen Kombinationen
den Einzelzubereitungen vorzuziehen?**

Die Vorzüge von Einzelzubereitungen bei einer medikamentösen Kombinationstherapie liegen in der selektiven Steuerung von Wirkung und Ne-
benwirkung der Einzelpräparate, wobei die Applikationsfrequenz gezielt
der Zeit-Wirkung-Charakteristik des Pharmakons angepaßt werden kann.
Bei der Kombinationstherapie mit fixen Kombinationen ergeben sich Vorzüge bezüglich der Compliance, der Einsparung von Konservantien, der
geringeren Kosten, jedoch Nachteile bei der Dosistitration und bei der
Unterschiedlichkeit der Zeit-Wirkungs-Kurven der beteiligten Wirkstoffe.
Die Entscheidung zu einer Kombinationstherapie mit Einzelzubereitungen oder fixen Kombinationen ergibt sich aus den individuellen Ansprüchen des Patienten, ganz nach dem Grundsatz, daß die Kunst der Therapie der geschickte Kompromiß zwischen vernünftiger Schematisierung
und gewünschter Individualisierung darstellt.

5

Sind Betablocker nach wie vor Mittel der ersten Wahl für den Beginn der medikamentösen Glaukomtherapie?

Betablocker zur topischen Anwendung am Auge waren für viele Jahre und in manchen Ländern noch derzeit die häufigst angewandten Glaukommedikamente. Aus diesem Grunde werden Betablocker als Referenztherapie für die Beurteilung der augendrucksenkenden Wirkung innovativer Antiglaukomatosa gewählt. Dieser Umstand macht sie keineswegs zu einem Glaukommedikament der ersten Wahl. Die große Hypothek der Betablockertherapie ist ihr systemisches Risikoprofil, welches über die Jahre durch die zunehmende Erkennung von Risikopatienten erheblich gemindert wurde. In unzähligen Studien, insbesondere zu Timolol, wird eine langfristige, augendrucksenkende Wirkung von etwa 20–25% nachgewiesen, eine Wirkungsstärke, welche durch innovative Antiglaukomatosa übertroffen wird. So praktisch es wäre, Wirkstoffe zur Verfügung zu haben, welche sich in ihrer therapeutischen Breite klar als Mittel der ersten, zweiten, dritten etc. Wahl klassifizieren ließen, so wenig ist dies in der Realität gegeben. Die individuellen Ansprüche eines Glaukompatienten machen ein bestimmtes Antiglaukomatosum zur Therapie der ersten Wahl, was für einen anderen Glaukompatienten so nicht zutreffen muß.

6
Was bedeutet Zieldruck?

Dieser sehr moderne Terminus zur Glaukomtherapie wurde bereits in den vorherigen Abschnitten erläutert. Eine mathematische Berechnung eines absoluten Zieldruckes ist nicht für jeden Glaukompatienten möglich. Geht man davon aus, daß der statistische Normbereich des Augeninnendruckes zwischen 10–22 mm Hg liegt, so könnte man theoretisch jeden Augeninnendruck in diesem Bereich unter Therapie als „reguliert" bewerten. Hat sich die glaukomatöse Papillenläsion jedoch bei nur geringfügig über 22 mm Hg erhöhten Augendruckwerten eingestellt, so kann eine Augendrucksenkung auf 20, wenngleich nunmehr im Normbereich, wohl schwerlich als reguliert angesehen werden. Um so geringer das Schädigungsdruckniveau über 22 mm Hg, um so tiefer ist der Zieldruck im statistischen Normbereich anzusiedeln, und zwar um so konsequenter je fortgeschrittener die Erkrankung ist. Um so stärker die Augeninnendrucksenkung unter Therapie, um so wahrscheinlicher ist die Arretierung der Progression. Dieses Prinzip bedarf einer um so konsequenteren Umsetzung je fortgeschrittener der Glaukomschaden ist. Bei einem Spätstadium der Erkrankung wird man Augendruckwerte unter Therapie im unteren Normbereich, also zwischen 10–15 mm Hg anstreben. In diesem Bereich läge dann der sogenannte „Zieldruck".

7
Gibt es eine nachweisbare durchblutungsverbessernde Therapie beim Glaukom?

Eine effektive Durchblutungsverbesserung ist wohl eine konsequente Augendrucksenkung. Diese reduziert den Perfusionswiderstand und ermöglicht so eine bessere Durchblutung der gefährdeten Gewebe. Ohne Zweifel kann die Minimierung eines kardio-vaskulären Risikoprofils als eine durchblutungsverbessernde Therapie beim Glaukom verstanden werden. Gesichert ist auch ein durchblutungsverbessernder Effekt bei der Behandlung einer vasospastischen Disposition (z. B. Migräne-Patienten, Raynaud-Patienten) mit niedrig dosierten Ca-Antagonisten, welche die vasokonstriktive Dysregulation der Gefäßendstrombahn blockieren. Eine Sicherung durchblutungsfördernder Therapieeffekte in einer prospektiven, kontrollierten klinischen Studie besteht noch nicht, wenngleich der Behandlungsnutzen für eine Reihe von Wirkstoffen plausibel erscheint. Glaukompatienten mit einem vordergründig ischämischen Pathomechanismus der Papillenläsion bedürfen einer sorgfältigen Differentialdiagnostik des allgemeinen, okulären, vaskulären und rheologischen Risikoprofils. Die Reduktion der Risikoparameter durch eine entsprechende internistische Begleittherapie kann als eine durchblutungsverbessernde Therapie beim Glaukom gewertet werden. Leider kann die Durchblutung der Papille im Sinne bewegten Blutvolumens pro Zeiteinheit pro Gewebevolumen noch nicht gemessen werden. Relativ zuverlässig gemessen werden können okuläre Pulsatilität, Fließgeschwindigkeiten in retinalen Blutgefäßen, sowie Fließgeschwindigkeiten in extraokulären Arterien. Aus diesen Messparametern ergeben sich Hinweise für die okuläre Durchblutung, welche richtungsweisend sein mögen, jedoch nicht beweisend für die „Durchblutung schlechthin" sind. Es ist eine gute Entscheidung, bei Glaukompatienten mit einem ausgeprägten vaskulären Risikoprofil Antiglaukomatosa mit einem kardio-vaskulär-depressiven Nebenwirkungspotential zu vermeiden. Subtile wissenschaftliche Untersuchungen haben belegt, daß die Durchblutung in einem Gewebe durchaus gesteigert werden kann. Unklar ist jedoch, ob es den Verlauf der Erkrankung beeinflußt; hier steht eine Beweisführung nach den Kriterien der „evidence-based medicine" noch aus.

8
Wie beurteilen Sie eine neuroprotektive Therapieoption beim Glaukom?

Die wissenschaftlichen Aussagen zum apoptotischen Zelltod beim Glaukom verdichten sich immer mehr, wodurch eine potentiell neuroprotektive Therapie an Interesse gewinnt. Der Nachweis erhöhter Glutamat-Spiegel im Glaskörper und im Kammerwasser bei Glaukompatienten oder im Glaskörper bei retinalen Läsionen unterschiedlicher Mechanismen weisen in die Richtung, daß durch die Akkumulation neurotoxischer Aminosäuren der apoptotische Zelltod eingeleitet wird. Die Kaskade der Beweisführung beginnt beim Experiment an der Gewebekultur, am isolierten Nervenpräparat, führt über den Tierversuch zum Tiermodell der Erkrankung und letztendlich zur klinischen, kontrollierten, prospektiven Studie. Eine schlüssige prospektive Studie mit adäquater Teststärke ist noch nicht beendet, es werden jedoch große Anstrengungen auf diesem Gebiet unternommen. Die Versprechungen der Tierexperimente für unterschiedliche Neuroprotektiva (Glutamat-Antagonisten, NO-Inhibitoren, Radikalfänger unterschiedlicher Art) sind vielversprechend. Sollte eine klinische Studie, welche gehobenen, wissenschaftlichen Kriterien entspricht, positive Ergebnisse bringen, so würde dies eine neue Ära der Glaukomtherapie eröffnen.

9
Wie wichtig sind für Sie Compliance und Aspekte der Lebensqualität bei ihren Therapieentscheidungen?

Compliance und Aspekte der Lebensqualität sind beim Patienten verknüpfte Parameter. Die Akzeptanz des Patienten, die medikamentöse Therapie korrekt nach Maßgaben des Arztes anzuwenden, ist unrealistisch, wenn die Therapie den Patienten in seiner Lebensqualität stets und spürbar beeinflußt. Ist eine Compliance durch den Patienten nicht gegeben, ist auch die wirksamste medikamentöse Therapie nutzlos. Sich über die Lebensqualität des Patienten unter einem verordneten Therapieschema zu orientieren und die Compliance bestmöglich abzuschätzen, sind wichtige Voraussetzungen des Therapieerfolgs. Die Übergabe eines Rezeptes an den Patienten, ohne Aufklärung über das Wesen der Erkrankung, ohne Aufklärung über das Nebenwirkungsspektrum der Therapie, ohne Aufklärung über die Notwendigkeit einer dauerhaften Anwendung, ist die häufigste Ursache mangelnder Compliance. Wichtig für die Compliance ist im Bedarfsfalle auch Aufklärung und Unterrichtung von Familienangehörigen und korrekte Befundübermittlung an den Hausarzt des Patienten, da er häufig erster Ansprechpartner bei Problemen der Therapieumsetzung ist.

10

Was halten Sie von einem Auslaßversuch der medikamentösen Therapie und was von einem einseitigen Therapieversuch?

Ein einseitiger Therapieversuch ist geeignet, den Patienten mit der korrekten Anwendung der Medikamente, ihren Nebenwirkungen, topischer und allgemeiner Art, vertraut zu machen. Dies gibt dem Patienten auch die Möglichkeit, im Vergleich zu dem unbehandelten Auge, seine Bereitschaft zu erklären, diese Therapie langfristig anzuwenden. Der Arzt hat damit die Möglichkeit, mangelnder Compliance zuvorzukommen und einen Therapieweg zu wählen, der die Zustimmung des Patienten trifft. Ein Auslaßversuch der medikamentösen Therapie kann den Patienten über Fehleinschätzungen von Nebenwirkungen überzeugen und ergibt zudem die Möglichkeit das unbehandelte Augendruckniveau von Zeit zu Zeit zu bestimmen. In Längsschnittstudien ist bewiesen, daß in 20 % der okulären Hypertension im hohen Alter diese mit zunehmenden Lebensjahren wieder abnehmen kann. Der Auslaßversuch der medikamentösen Therapie erlaubt die Behandlungsindikation in gewissen Zeitabständen zu sichern und wird von Seiten des Patienten häufig auch als eine vertrauensbildende Maßnahme gewertet. Er gibt jedoch auch dem Arzt die Möglichkeit auf effektivere, eventuell risikoärmere Wirkstoffe zu wechseln. Hierin zeigt sich eine Option der therapeutischen Flexibilität des Arztes, die wahrzunehmen, von dem Patienten in der Regel positiv bewertet wird.

4. Diskussionsrunde
Operative Therapie

Moderatoren:

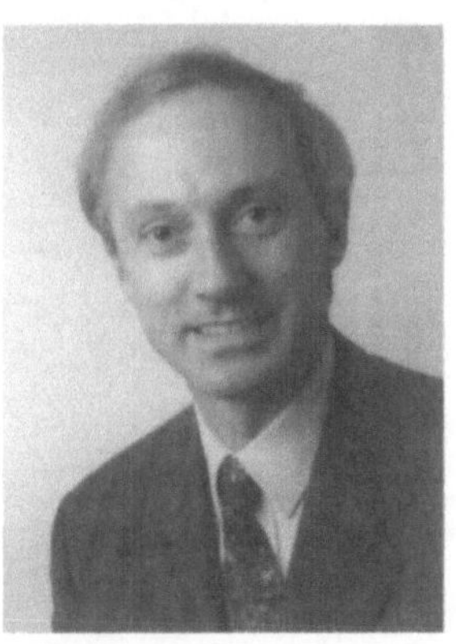 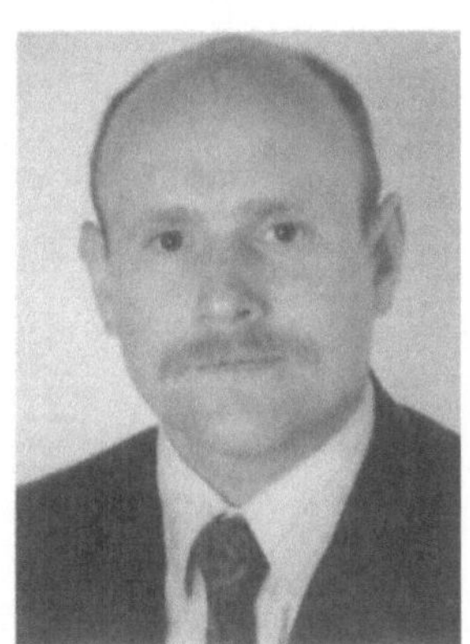

F. Grehn   H. Bull

1
Das Indikationsspektrum für die operative Glaukomtherapie

Eine wichtige Indikation für eine operative Therapie ist die Progredienz der Erkrankung unter konservativer Therapie. Unrealistische Compliance, zunehmende Kontaktsensibilisierung auf topische Medikation, nicht-akzeptable Auswirkungen auf die Lebensqualität durch eine medikamentöse Therapie, Erreichen des Zieldruckes konservativ unrealistisch, fortgeschrittenes Glaukom-Stadium mit hohem Augeninnendruck oder auch Präferenz der Operation gegenüber langjähriger Medikation durch den Patienten können weitere wesentliche Indikationen für eine Glaukomoperation sein. Die Beteiligung des Patienten an der Operationsentscheidung setzt eine problemorientierte, umfassende Aufklärung zu Vorteilen und Risiken möglicher Therapiewege voraus.

2
Modifikationen nicht-perforierender Operationstechniken

Die nicht-perforierenden Glaukomoperationen nehmen ihren Ausgang von der sogenannten „Sinusotomie", welche Anfang der Sechziger Jahre in Russland beschrieben wurde. Heute laufen diese Operationsmethoden unter dem Oberbegriff der antiglaukomatösen, tiefen Sklerektomie. Eine Vielzahl von Modifikationen und Varianten wurden beschrieben, bevor diese Techniken in einem kontrollierten, prospektiven Design kritisch evaluiert wurden. Am populärsten ist die intraoperative Füllung des Schlemmschen Kanals mit einem Viscoelastikum, Viscokanalostomie genannt. Manche Operateure bevorzugen in dem sklerektomierten Hohlraum Implantate wie zum Beispiel hochmolekulare, vernetzte Hyaluronate oder Kollagen-Implantate. Wieder andere Operateure entscheiden sich für Mikroperforationen des Trabekelmaschenwerks nach Entdachung des Schlemmschen Kanals oder für eine Aspiration des Trabekelmaschenwerks; auch das Stripping des juxtakanalikulären Gewebes wird empfohlen. Jede Modifikation wird in den Händen des Erstbeschreibers als eine Günstige befunden. Vergleiche unterschiedlicher Operationstechniken, welche eine Rangfolge der therapeutischen Breite beurteilen lassen, bestehen noch nicht.

Alle Modifikationen der tiefen Sklerektomie/nicht-perforierenden Glaukomchirurgie sind in ihrer augendrucksenkenden Wirkung gegenüber der klassischen und auch der antimetabolitenunterstützten Trabekulektomie noch nicht sicher abzugrenzen. Die bisher publizierten klinischen Studien belegen jedoch eine geringe postoperative Komplikationsrate, besonders bezüglich hypotoner, postoperativer Probleme wie Aufhebung der Vorderkammer, Hyphäma, Aderhautamotio oder gravierenderer Fibrinexsudation.

3
Chirurgie der kongenitalen Glaukome

Die Therapie der kongenitalen Glaukome ist grundsätzlich operativ. Eine medikamentöse Therapie kann nur kurze Zeiträume bis zur unvermeidlichen Operation überbrücken. Die Goniotomie/Angulocision wird nur noch selten ausgeführt. Trabekulotomie und Trabekulektomie sind die führenden Eingriffe beim kongenitalen Glaukom; Papillenmorphologie und sonographisch verifiziertes Bulbuswachstum sind die entscheidenden Leitlinien der Operationsindikation. Nach mehrfacher, versagter Kammerwinkelchirurgie ist ein schonender zyklodestruktiver Eingriff vorstellbar, in desperaten Fällen eine antiglaukomatöse, periphere Retinektomie. Drainage-Implantate haben ein sehr hohes Risikoprofil und bedürfen deshalb der besonders vorsichtigen Indikationsstellung.

4

Optimierte postoperative Nachsorge

Eine problemorientierte, sachkundige und zuverlässige postoperative Betreuung des Glaukompatienten ist „die Hälfte des Operationserfolges". Hierbei gilt unter adäquater Einschätzung funktioneller Kriterien des Filterkissens, dieses langfristig zu erhalten und damit die Druckregulierung zu sichern. Dosistritation der postoperativen Steroidmedikation, postoperative Antimetaboliten, Nadelung einer beginnenden Tenon-Zyste, Laserfadendurchtrennung am Skleraläppchen oder Filterkissenmassage sind Maßnahmen, die es in der postoperativen Nachsorge gezielt und angemessen einzusetzen gilt. Auch die zeitgerechte Entfernung nicht-resorbierbarer oder verzögert-resorbierbarer Bindehautnähte trägt zum Funktionserhalt des erzielten Filterkissens bei. Unmittelbar postoperativ ist fast immer eine Druckregulierung erreicht, der langfristige, augendrucksenkende Effekt der Operation ist jedoch wesentlich von der Kompetenz in der postoperativen Nachsorge abhängig. Hier entscheidet sich die Dauerhaftigkeit des Operationseffektes.

5
Antimetaboliten – wann, welche?

Die bindegewebige Reparation an der Filtrationsstelle mit dem Verlust ihrer Funktionalität ist ein Ereignis, welches in unterschiedlicher Wahrscheinlichkeit nach der antiglaukomatösen Filtrationschirurgie eintritt. Dies ist bei Wiederholungseingriffen wahrscheinlicher als bei einem Primäreingriff, ebenso nach einer langjährigen, präoperativen, medikamentösen Therapie und auch bei bestimmten Glaukomformen wie zum Beispiel dem entzündlichen Sekundärglaukom und anderen Formen der Sekundärglaukome. Die Glaukomatologen subsummieren diese Glaukomformen als „low surgical prognosis cases". Eine intraoperative oder postoperative Hemmung der Wundheilung, also der bindegewebigen Reparation der Filtrationsstelle, ist hierbei angezeigt. Auf dem Gebiet der Manipulation der postoperativen Wundheilung mit Antimetaboliten bestehen umfangreiche klinische Erfahrungen mit 5-Fluorouracil und Mitomycin-C. 5-FU wird unmittelbar postoperativ subkonjunktival über einen Zeitraum von 8 – 14 Tagen injiziert. Das Nebenwirkungsprofil von 5-FU ist nicht dramatisch, jedoch für den Patienten unangenehm in Form einer rezidivierenden Keratitis superficialis. 5-FU bietet eine milde Form der Zytotoxizität, da es nur auf die S-Phase des Zellzyklus wirkt. Die Risiken postoperativer persistierender Hypotonie sind gering. Ganz anders bei Mitomycin-C, das intraoperativ episkleral, einmalig appliziert wird. MMC ist ein Wirkstoff hoher Zelltoxizität, unabhängig von der Replikationsphase der Zelle. Alle Zellen im Bereich eines effizienten Wirkstoffspiegels werden abgetötet, die Entwicklung avaskulärer, diffuser, fragiler Filterkissen mit einem relevanten Risiko einer späteren Filterkisseninfektion ist häufig. Das hochpolare MMC permeiert leicht durch die Sklera und bedingt so eine intraokuläre Toxizität auf die sezernierenden Epithelien des Ziliarkörpers. MMC hat somit ein hohes Risikoprofil, was eine vorsichtige Indikationsstellung verlangt. Neue Perspektiven in der Modifikation der Wundheilung bei der Glaukomchirurgie sind die photodynamische Therapie an der Filtrationsstelle, die Anwendung von selektiven Hemmstoffen von Wachstumsfaktoren oder neue, schonendere Antimetaboliten.

6

Gibt es in der operativen Glaukomherapie einen Zieldruck?

„Zieldruck" bedeutet, daß für eine gegebene Glaukomsituation ein bestimmtes Augeninnendruckniveau unter Therapie angestrebt werden sollte. Dies gilt für die medikamentöse ebenso wie für die operative Glaukomtherapie. Da „tief-normale" Augendruckwerte mit konservativer Glaukomtherapie nicht immer zu erreichen sind, zeichnet sich hier eine Domäne der operativen Glaukomtherapie ab. Die Höhe der absoluten Augendrucksenkung ist in der Chirurgie nicht begrenzt, so daß man bei dem Anspruch eines tiefen Zieldruckes häufig die operative Option bevorzugt.

Für die Festlegung eines Zieldruckes spielen folgende Faktoren eine Rolle:

- Individuelle Lebenserwartung
- Höhe des schädigenden Ausgangsdruckes
- Ausmaß des Glaukomschadens
- Progression oder Stabilität des Gesichtsfeldschadens
- Kontrollmöglichkeit und Compliance des Patienten

7
Wie wirkt die Viscokanalostomie?

Die Viscokanalostomie als eine Modifikation der antiglaukomatösen, tiefen Sklerektomie ist in ihrem genauen Wirkungsmechanismus noch ungeklärt. Es bestehen glaubhafte Hinweise, daß die lockere Verbindung des Trabekelmaschenwerks zur Hornhaut im Bereich der Schwalbeschen Linie eine Permeation von Kammerwasser erlaubt, was aus intraoperativen Beobachtungen nach Eröffnung des Schlemmschen Kanals und kornealer Präparation über die Schwalbesche Linie hinaus mit geringer Distanz oberhalb der Descemet-Membran wahrscheinlich wird.

Morphologische Untersuchungen von Sklerektomiepräparaten haben gezeigt, daß vielfache bindegewebige Brücken zwischen Vorder- und Hinterwand des Schlemmschen Kanals bestehen, also bei der Entdachung des Schlemmschen Kanals zwangsläufig Mikroperforationen auftreten müssen. Auch diese können zur Augendrucksenkung, dann im Sinne einer Filtrationsoperation mit direkter Verbindung zwischen Vorderkammer und intraskleralem Raum, zur Drucksenkung, beitragen. Inwieweit eine bleibende Öffnung des Schlemmschen Kanals zu beiden Seiten der Sklerektomie zur Augendrucksenkung beiträgt ist unklar. Vorstellbar ist, daß neben diesem Abflußweg ein verbesserter uveoskleraler Abfluß und die Permeation des Kammerwassers durch den verbleibenden Skleradeckel oder um diesen herum zu Augendrucksenkung beiträgt.

Sicherlich wird die laufende klinische Forschung zu den Modifikationen der tiefen Sklerektomie noch weitere Gesichtspunkte ihrer Wirksamkeit aufdecken.

8
Welchen Einfluß hat die chronische, medikamentöse Glaukomtherapie auf die Ergebnisse der Chirurgie?

Eine lange Anamnese intensiver, medikamentöser Therapie ändert die zelluläre Qualität und Quantität der Substantia propria der Bindehaut und damit das postoperative Vernarbungsrisiko. Untersuchungen mehrerer Forschungszentren haben gezeigt, daß insbesondere nach antiglaukomatöser Therapie mit Adrenergika die Entzündungszellen im subkonjunktivalen Gewebe vermehrt und besonders aktiv sind. Die damit einhergehenden zellbiologischen Phänomene, sowie die Aktivierung von Entzündungsmediatoren favorisieren die postoperative Vernarbung. Bei Patienten mit langjähriger Anamnese einer maximalen medikamentösen Therapie und biomikroskopisch erkennbaren Entzündungszeichen der Bindehaut im Sinne einer Kontaktsensibilisierung, ist eine präoperative Kortisontherapie mit einem Steroid, das nur wenig in die Vorderkammer eindringt, angezeigt. Hierbei soll die subkonjunktivale Entzündungsreaktion und damit das postoperative Vernarbungsrisiko reduziert werden. Klinische Studien haben diese Hypothese belegt.

9
Bleibt die Glaukomoperation auch zukünftig ein stationärer Eingriff?

Wie bereits vorher dargestellt, ist eine optimierte postoperative Nachsorge der Schlüssel zum Operationserfolg. Ist das Optimum der Nachsorge auch ambulant gesichert, kann die Glaukomoperation grundsätzlich auch ambulant ausgeführt werden. Da die postoperative Nachsorge beim Glaukom jedoch viel variantenreicher, aufwendiger, zeitintensiver, in kürzeren Zeitintervallen als zum Beispiel bei der Kataraktchirurgie sein muß, sind diese unverzichtbaren Voraussetzungen ambulanter Chirurgie seltener gegeben als bei der Kataraktoperation. Sind die Ansprüche der postoperativen Nachsorge in gleicher Weise wie bei dem stationären Patienten zu sichern, so ist der Eingriff grundsätzlich ambulant möglich.

10
Ist die postoperative Fibrinfreisetzung in die Vorderkammer ein Vernarbungsrisikofaktor?

Die postoperative Fibrinfreisetzung in die Vorderkammer nach Glaukomchirurgie ist ein biomikroskopisches Äquivalent der mit der Operation einhergehenden Schrankenstörung der Blut-Kammerwasser-Schranke. Die Läsion der okulären Schranke führt zum Übertritt von Entzündungsmediatoren, Wachstumsfaktoren, Stimulatoren der Zellproliferation etc., welche in ihrer Gesamtheit das postoperative Vernarbungsrisiko determinieren. Somit ist die postoperative Fibrinfreisetzung klar ein Risikoaspekt für die Vernarbung der Filtrationsstelle und verlangt entsprechende Konsequenzen, zum Beispiel intensivierte Steroidmedikation, 5-FU-Therapie, Zykloplegie, Infektionsprophylaxe etc. Das Auftreten einer intracameralen Fibrinreaktion ist ein wichtiges Alarmsymptom in der unmittelbaren postoperativen Nachsorge, welches entsprechende Konsequenzen verlangt.

5. Diskussionsrunde Augendruck-unabhängige Therapie

Moderatoren:

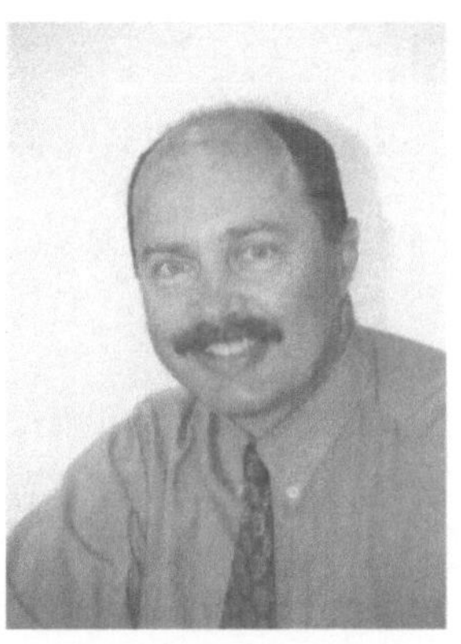

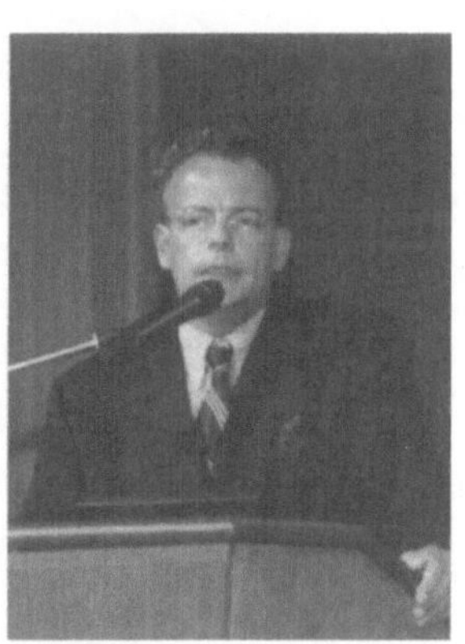

G. Michelson   L. E. Pillunat

1

Gibt es klinische Hinweise auf Glaukome, die durch eine Minderperfusion verursacht werden?

Die Hypothese, daß manche Glaukomformen ausschließlich durch eine Zirkulationsstörung ausgelöst werden, ist schwierig zu beweisen. Eine richtungsweisende Verschlimmerung des Verlaufs durch Perfusionsstörungen (allgemein, okulär, hämorheologisch) ist direkt und indirekt vielfach belegt. Ein breites Spektrum möglicher, okulärer Zirkulationsstörungen, ebenso kardio-vaskuläre Allgemeinerkrankungen werden für eine Beschleunigung der glaukomatösen Optikopathie, für eine Progression unabhängig vom Augeninnendruck oder für episodenhaft zunehmende Gesichtsfeldausfälle verantwortlich gemacht. Eine Minderperfusion des Sehnervenkopfes ist wahrscheinlich, wenn es trotz Augendruckregulierung zu einer Zunahme der Gesichtsfeldausfälle kommt, wenn es trotz langjährigen Stillstands der Erkrankung plötzlich zu einer Progression kommt, wenn der Gesichtsfeldverfall parallel zum Auftreten kardio-vaskulärer oder hämorheologischer Erkrankungen zunimmt. Eine zunehmende Papillenläsion bei nur gering erhöhtem Augeninnendruck oder einem unbehandelten Augendruckniveau im statistischen Normbereich macht eine Vordergründigkeit von Zirkulationsstörungen im Sinne einer chronischen, ischämischen Optikoneuropathie wahrscheinlich.

2
Gibt es unterschiedliche Glaukomformen, die durch eine Minderperfusion verursacht werden?

Die Auslösung einer Glaukomerkrankung allein durch eine Zirkulationsstörung ist schwer nachweisbar. Für eine Reihe von klinischen Glaukomformen ist jedoch die Annahme gerechtfertigt, daß in einem gemischten Pathomechanismus die Minderperfusion vordergründig ist. Dies trifft ohne Zweifel für die sogenannten Normaldruckglaukome zu, ebenso für Glaukompatienten, bei welchen eine abnorme vasokonstriktive Reagibilität des Gefäßsystems besteht (Migräne-Patienten, Raynaud-Patienten). Es ist therapeutisch wichtig, anamnestisch die Glaukompatienten mit einer Disposition zur Angiospastik zu identifizeren, da insbesondere eine niedrig dosierte Therapie mit Ca-Antagonisten hier hilfreich sein kann. Auch Glaukompatienten mit der Anamnese eines kardiogenen Schocks haben ein großes Risiko einer durch Minderperfusion verursachten Progression ihrer Erkrankung. Für alle übrigen Glaukomformen, für die eine Minderperfusion richtungsweisend verschlimmernd angenommen wird, gilt die therapeutische Reduktion des kardio-vaskulären und hämorheologischen Risikoprofils (z. B. Therapie der Hypertonie, Arrhythmie, Hypercholesterinämie, Hyperlipidämie).

3

Kann man klinisch zwischen arteriosklerotisch und vasospastisch bedingten „Minderperfusions-Glaukomen" unterscheiden?

Diese Unterscheidung ist mit problemorientierten Untersuchungsmethoden und durch eine subtile Verlaufskontrolle möglich. Eine Disposition zur Vasospastik läßt sich mit geeigneten Provokationsmethoden in gewünschter Sicherheit nachweisen (z. B. Kälte-Test, Carbogen-Test, Biomikroskopie der Nagelfalzkapillaren unter Provokation, Bestimmung der Endothelin-Spiegel im Plasma). Die differentialdiagnostische Abgrenzung eines „arteriosklerotischen" Glaukoms ist komplizierter. Es gibt eine Reihe von klinischen Hinweisen, welche für eine Mikroangiopathie am Sehnervenkopf sprechen oder die Annahme eines arteriosklerotischen Glaukoms (sofern man diese Definition einer Glaukomerkrankung akzeptiert) legitimieren. Die Größe der peripapillären Atrophie, die Häufigkeit von Papillenrandblutungen, der überwiegend fokale Charakter der Papillenläsion, die zunehmende Abblassung der Papille parallel zur Vergrößerung der Exkavation, all dies spricht für eine progressive Glaukomerkrankung in Verbindung mit einer Mikroangiopathie.

4
Gibt es klinisch abgesicherte Therapiemöglichkeiten
dieser Glaukomformen?

Eine spezifische Therapie der ischämischen Komponente bei einem gemischten Pathomechanismus des chronischen Glaukoms ist ebenso wün-
schenswert wie schwierig. Die möglichen Therapieoptionen folgen indi-
rekter Evidenz und sind plausibel. Die Reduktion eines kardio-vaskulären,
okulär-vaskulären oder hämorheologischen Risikoprofils ist in seiner
Sinnhaftigkeit unzweifelhaft, wenngleich noch nicht in einer prospektiven,
klinischen Studie bezüglich einer effektiven Beeinflussung des Erkran-
kungsverlaufs gesichert. Es lehrt aber die klinische Erfahrung, daß therapeutische Konsequenzen aus dem vaskulären Risikoprofil eines Patienten
den Verlauf der Glaukomerkrankung günstig beeinflussen. Wenngleich die
Beweisführung strengen Ansprüchen evidenz-gesicherter Medizin noch
nicht entsprechen kann, ist eine therapeutische Berücksichtigung der Zirkulationsstörungen beim Glaukom unverzichtbar. Der ischämische Teil-
aspekt der Glaukompathogenese im individuellen Auge verlangt auch Konsequenzen in der Auswahl der Antiglaukomatosa. Besteht eine Hypotonie
oder eine Bradyarrhythmie sind Wirkstoffe, welche das kardio-vaskuläre
Leistungsprofil mindern, tunlichst zu vermeiden. Ein Glaukompatient
mit einer Hypotonie ist kein Kandidat für eine Betablockertherapie; ein
Glaukompatient mit Angiospastik kein Kandidat für Adrenalin-Derivate
oder α-2-Agonisten oder eine Therapie mit Clonidin-Derivaten, welche
vasokonstriktive Nebenwirkungen haben können.

5
Kann ein klinischer Effekt von Ca-Antagonisten bei Patienten mit „vasospastisch" induziertem Normaldruckglaukom nachgewiesen werden?

Der Nutzen von Ca-Antagonisten in der Glaukomtherapie ist generell umstritten. Sicherer ist die Annahme, daß bei Patienten mit einer angiospastischen Disposition bei geeigneter Dosistitration, die vasokonstriktiven Episoden ohne blutdrucksenkende Nebenwirkungen vermieden werden können. Ist anamnestisch oder durch geeignete Provokationsmethoden eine abnorme Disposition zur Angiospastik belegt, ist eine Therapie mit einem Ca-Antagonisten von überzeugendem Nutzen, wobei die Dosistitration des Wirkstoffs eine Blutdrucksenkung vermeiden sollte. Aufgrund der zu vernachlässigenden Wirkung auf den Systemblutdruck, sind zentral wirksamen Calcium-Antagonisten der Vorzug zu geben.

6

Was ist eine zeitgemäße Therapie der arteriosklerotisch bedingten Minderperfusion beim Glaukom?

Der Gesamtkomplex „Durchblutungsförderung" hat viele Facetten, jedoch eine „trübe Beweislage". Die Akkumulation saurer Stoffwechselmetaboliten in einem minderdurchbluteten Gewebe führt zu einer pH-Verschiebung im Gewebe und damit zu dem stärksten, biologisch bekannten Reiz zur Vasodilatation. Bezüglich der möglichen Durchblutung wird sich ein minderdurchblutetes Gewebe soweit es geht „selbst helfen". Die zeitgemäße Therapie der arteriosklerotisch bedingten Minderperfusion liegt somit überwiegend in der Reduktion des Risikoprofils, zum Beispiel Therapie der Hypertonie, soweit möglich Therapie der Hypotonie, Therapie der Arrhythmie, Therapie von Veränderungen der Fluidität des Blutes, Therapie von Stoffwechselstörungen, welche eine Mikroangiopathie auslösen oder unterhalten. Die Verschiebung des pH-Wertes im Gewebe führt zu einer größtmöglichen Vasodilatation, weshalb man annimmt, daß topisch applizierte Carboanhydrasehemmstoffe für die „Durchblutung günstig sein müßten". Die Hypothese klingt überzeugend, wird gestützt durch eine größere Anzahl klinischer Studien zu den Akutwirkungen topischer Carboanhydrasehemmstoffe auf verschiedene Parameter der okulären Durchblutung. Eine klinische Studie mit beweiskräftigen, methodischen Kriterien zum Erkrankungsverlauf besteht jedoch noch nicht.

7
Was sind valide Therapiekonzepte des okulären Vasospasmus beim Glaukom?

Die Bedeutung von Ca-Antagonisten für die Therapie des okulären Vasospasmus ist gut gesichert. Eine Dosistitration, welche die Angiospastik behebt, jedoch den Blutdruck noch nicht senkt, ist wichtig. Eine Perspektive zeichnet sich ab mit der Entwicklung spezifischer Endothelin-Blocker. Diese sind in der klinischen Erprobung; womöglich wird sich hier ein neuer, effizienterer Therapieweg des okulären Vasospasmus aufzeigen. Bis zur Verfügbarkeit dieser Therapieoption sollte zentral wirksamen Calcium-Antagonisten der Vorzug gegeben werden.

8
Ist eine neuroprotektive Wirkung von Ca-Antagonisten klinisch nachweisbar?

Da der Ca-Einstrom in die Ganglienzelle ein entscheidender Schritt in der Signalkaskade des apoptotischen Zelltodes darstellt, sollten Ca-Antagonisten eine neuroprotektive Wirkung haben. Der klinische Beweis für verschiedene Augenerkrankungen (sowohl Glaukom, wie auch retinale Erkrankungen) steht hierfür jedoch noch aus. Der Kritikpunkt ist, daß vor dem „tödlichen Ca-Einstrom" für die Zelle andere Schritte der apoptotischen Signalkaskade ablaufen (z.B. exzitatorische Aminosäuren wie Glutamat) und es zweifelhaft ist, ob die Apoptose in ihrem schicksalhaften Ablauf noch abwendbar ist, auch wenn der Zusammenbruch der Ca-Homöostase der Zelle noch nicht erfolgte. Die neuroprotektive Wirkung von Ca-Antagonisten bei der Prävention des okulären Vasospasmus ist als Behandlungskonzept akzeptiert und im weiteren Sinne damit neuroprotektiv. Der klinische Beweis für eine direkte neuroprotektive Wirkung vom Ca-Antagonisten steht noch aus, erscheint jedoch nicht unmöglich.

9

Gibt es eine überzeugende Therapie mit „Radikalfängern" beim Glaukom (Vi–C, Vi–E, Gingko-Biloba-Extrakte)?

Die Bedeutung von oxidativem Stress (gleichbedeutend mit einer erhöhten Freisetzung von Radikalen) für den apoptotischen Zelltod in Strukturen des zentralen Nervensystems wird viel diskutiert. Im wissenschaftlichen Experiment läßt sich gut nachweisen, daß verschiedene Vitamine, Melatonin, Gingko-Biloba-Extrakte freie Radikale binden und so die ungünstigen Wirkungen dieser Apoptose-Auslöser vermeiden können. Die experimentellen Ergebnisse sind positiv, jedoch sind diese bisher in keiner klinischen Studie bei einer neurodegenerativen Erkrankung des zentralen Nervensystems (hierzu könnte man im weiteren Sinne auch Glaukom rechnen) bewiesen. Eine neuroprotektive Therapie beim Glaukom verlangt hohe Ansprüche der Bioverfügbarkeit und der Verträglichkeit. Ein denkbarer Wirkstoff müßte effektive Spiegel an den gefährdeten Geweben des intraokularen Sehnervenabschnittes oder der Ganglienzellschicht der Netzhaut über 24 Stunden des Tages gewährleisten. Ein Wirksamkeitsverlust dürfte auch über Jahrzehnte nicht auftreten, die Verträglichkeit müßte bei gesicherter Bioverfügbarkeit über diese Zeiträume gegeben sein. Wenngleich sich viele Patienten entschlossen, die schlüssige klinische Beweisführung nicht abzuwarten und einen täglichen Vitamin-Cocktail in dieser therapeutischen Zielrichtung einzunehmen, so ist die protektive Wirkung dieser präventiven oder ergänzenden Therapie bei neurodegenerativen Erkrankungen noch unbewiesen.

10
Welche neuroprotektiven Therapiekonzepte sind überzeugend?
(Glutamat-Antagonisten, Alpha-2-Agonisten)

Im Grunde gilt für diese neuroprotektive Therapie das Gleiche wie für die Therapie mit „Radikalfängern". Die Logik der Therapiekonzepte ist überzeugend, die Krönung der Beweisführung, nämlich die prospektive, kontrollierte klinische Studie, ist noch nicht erreicht. Offensichtlich spielt Glutamat in der Neurotoxizität eine Schlüsselrolle, so daß ein effektiver Glutamat-Antagonist nach obigen Ansprüchen von Verträglichkeit und Bioverfügbarkeit ein vielversprechendes Behandlungskonzept sein muß. Für eine Reihe weiterer Wirkstoffe und auch Antiglaukomatosa z.B. Brimonidin sind im isolierten Gewebe neuroprotektive Wirkungen nachweisbar. Auch hier fehlt noch der große Schritt zum schlüssigen Beweis der prospektiven, klinischen Studie. Diese ist ein großer Aufwand, bedarf sie doch der Aufnahme mehrerer hundert Patienten in jedem Behandlungsarm und eine sorgfältige Verlaufskontrolle über mindestens 3 bis 5 Jahre. Derartige Anstrengungen laufen bereits – man darf gespannt sein.

6. Diskussionsrunde Ökonomie des Glaukom-managements

Moderatoren:

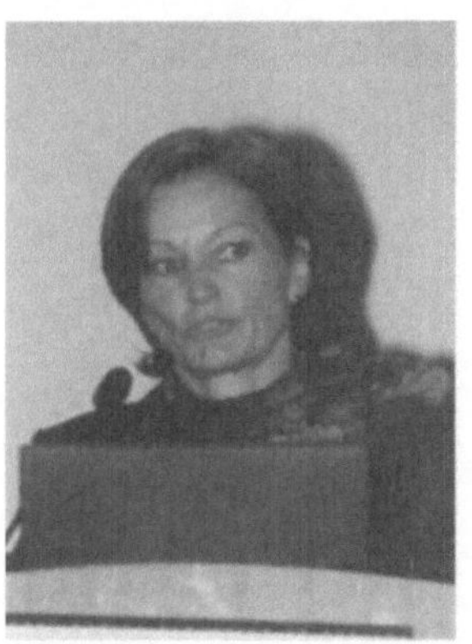

G. Kobelt

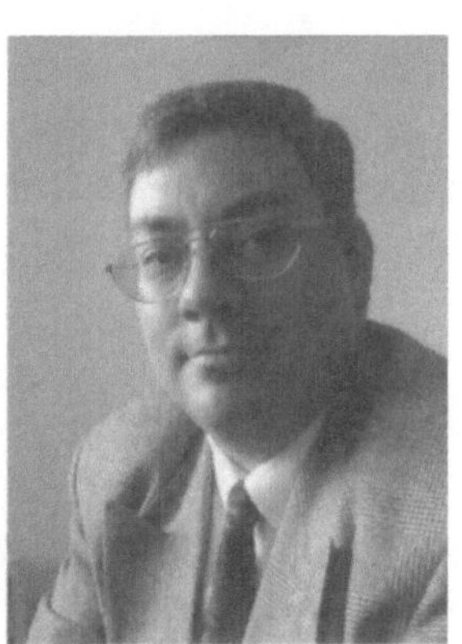

U. Kraffel

1
Wie definiert sich ein „wirtschaftliches Glaukommanagement"?

Der Wirtschaftlichkeitsparagraph des Gesetzgebers, welcher wirtschaftliches Handeln in der Medizin vorschreibt, besagt, daß Diagnostik und Therapie „ausreichend, zweckmäßig und wirtschaftlich" sein müssen. Dies gilt für die Medizin allgemein somit auch für das Glaukommanagement. Die gesetzliche Regelung vermeidet die Einschränkung ärztlicher Handlungsspielräume bei gleichzeitiger Anforderung der Wirtschaftlichkeit unter Respektierung der Möglichkeiten der Solidargemeinschaft. Dabei soll auch Raum sein für innovative Diagnose- und Behandlungsformen, stets in der Zuversicht, dass ältere Techniken und Therapien, die im Lichte der innovativen Methoden inferior erscheinen müssen, „aussortiert" werden. Mit Hilfe sogenannter Leitlinien versuchen Ärzteschaft und Kostenträger diese Eingrenzung von Alt und Neu in tauglichen Kompromissen weiter zu entwickeln, damit die Übernahme von „Neuem" in die klinische Routine durch die Aufgabe von „Altem" zumindest teilfinanziert werden kann.

2
Welchen Anteil hat die medikamentöse Glaukomtherapie an der Ökonomie des Glaukommanagements?

Die Kosten einer Erkrankung insgesamt zu berechnen, ist ein schwieriges Metier. Direkte Kosten für Diagnostik und Therapie addieren sich zu indirekten Kosten (zeitliche Belastung von Verwandten, Verlust von Arbeitszeit, Wegeaufwand zur Behandlung etc.). Daneben sind auch noch „indirekte" Kosten denkbar, welche geldwertig schwer berechnet werden können, z. B. Verlust an Lebensqualität.

1995 war der Gesamtumsatz an topischen Antiglaukomatosa in Deutschland 142 Millionen, diese Ausgaben stiegen bis 1999 auf 248 Millionen. Dabei wurden 1995 6 Millionen Packungen Antiglaukomatosa abgegeben, 1999 6.2 Millionen, also eine unwesentliche Steigerung der abgegebenen Medikamentenmenge, keinesfalls parallel der Kostensteigerung. Hier zeigt sich der Finanzierungsanspruch innovativer Therapie, wesentlich bestimmt durch hohe Entwicklungskosten, diese wiederum begründet mit den legitimen Sicherheitsansprüchen der Öffentlichkeit an eine moderne Arzneimittelentwicklung einerseits und der Dauer des Patentschutzes, während der die Entwicklungskosten zu amortisieren sind, andererseits. Aus ca. 1 Million behandelter Glaukompatienten in Deutschland errechnet sich damit ein medikamentöser Therapieaufwand von etwa 75 DM pro Quartal. In einer internationalen Beobachtungsstudie zur Ökonomie der Glaukomtherapie ergab sich für Deutschland für den untersuchten Zeitraum von 2 Jahren ein Aufwand von etwa 640 Millionen DM, wobei 300 Millionen auf die Pharmakotherapie entfielen, 345 Millionen auf ärztliche Leistungen in Diagnostik und Therapie. Dies galt jedoch nur für den ambulanten Bereich; die Relationen ändern sich, wenn man stationäre Glaukomchirurgie hinzunimmt, wenn man den Verlust von Arbeitszeiten oder andere „indirekte" Kosten berücksichtigt.

3
Wie wirken sich umgekehrt die Ansprüche der Ökonomie auf die Glaukomtherapie aus?

Der Druck zur Wirtschaftlichkeit auf unsere Glaukomtherapie ist zunehmend und wird zunehmend bleiben, solange wir uns eine Weiterentwicklung unserer Therapiemodalitäten wünschen. Eine „Druckentlastung" könnte geschehen durch eine konsequente „Entrümpelung" unserer diagnostischen und therapeutischen Möglichkeiten. Informationsgleichwertigkeit zweier Diagnosewege ist unwahrscheinlich, ebenso unwahrscheinlich ist die absolute Gleichwertigkeit zweier Therapiewege. Es liegt an uns, Überlegenheit und Unterlegenheit in der Vielfalt der diagnostischen und therapeutischen Möglichkeiten herauszuarbeiten und somit ökonomische Freiräume für innovative Entwicklungen zu schaffen, die dann in die klinische Praxis und auf Kosten der Solidargemeinschaft übernommen werden können.

4
Müssen sich die ärztlichen Therapieentscheidungen grundsätzlich ökonomischen Zwängen beugen?

Ärztliche Therapieentscheidungen sollten sich weder ökonomischen noch anderen Zwängen beugen. Der legitime Anspruch des Patienten für eine bestmögliche Diagnose und Therapie ist immer vorrangig. Eine effiziente Behandlung muß nicht gleichzeitig eine unwirtschaftliche Behandlung sein. Wobei Wirtschaftlichkeit auch unter dem Aspekt einer effizienten Verteilungsstrategie gegebener Ressourcen gesehen werden muß. Eine preiswerte Therapie ist nicht zugleich eine wirtschaftliche Therapie. Natürlich ist nicht alles Machbare auch bezahlbar. Wird das Bezahlbare jedoch konsequent eingeordnet nach der wissenschaftlichen Beweisbarkeit seiner Ansprüche, der Zweckmäßigkeit seines Einsatzes und des Verzichts inferiorer Optionen, so kann die Fortschrittsfalle wesentlich entschärft werden. In der Glaukomtherapie sind die ökonomischen Zwänge noch nicht richtungsbestimmend, wenngleich der Druck zu wirtschaftlichem ärztlichen Handeln auch hier immer mehr spürbar wird, jedoch noch in erkennbarer Distanz zum „Zwang auf die Behandlungsentscheidung". Innovative Therapieformen sind einsetzbar, wenngleich der Anspruch der Kostenträger für eine überzeugende Begründung zur Indikation intensiver wird.

5

Wie beurteilen Sie die Risiken einer „Mehrklassenmedizin"
in der Glaukomtherapie?

Echte Risiken für eine „Mehrklassenmedizin" in der Glaukomtherapie bestehen derzeit nicht. Ein „Alles für Alle – zu jeder Zeit" wird in Zukunft von den Kostenträgern kritischer gesehen werden. Hier liegen große Möglichkeiten der Ärzteschaft zur Gesundheitsökonomie beizutragen, aber auch Verantwortung für die Kostenträger diese Bemühungen zu honorieren und für angemessene Entgelte für optimierte Diagnose- und Behandlungswege zu sorgen.

6
Was bedeutet Kosten-Nutzen-Relation für die Glaukomtherapie?

Die Relation von Kosten und Nutzen sowohl von Diagnostik wie auch Therapie sind für eine chronische Erkrankung, welche sich über Jahrzehnte erstreckt, schwierig zu berechnen. Hier liegen die Dinge anders als bei Akuterkrankungen mit klaren Erfolgskriterien der Therapie. So läßt sich der Aufwand für eine Krebsvorsorgeuntersuchung gut präzisieren oder die Kosten für ein gewonnenes, qualifiziertes Lebensjahr nach Koronarchirurgie. Für die Glaukomatologie wäre die ideale Richtgröße zur Beurteilung der Kosten-Nutzen-Relation der finanzielle Aufwand für das „vermiedene Glaukomerblindungsjahr". Der Aufwand ließe sich errechnen, sowohl für die manifeste Erkrankung, wie auch für die Beurteilung der Kosteneffizienz einer Vorsorgeuntersuchung. Es sollte ein Anliegen der Kostenträger sein, Längsschnittstudien mitzuplanen und zu finanzieren, welche geeignet sind, den Kostenaufwand für ein „vermiedenes Glaukomerblindungsjahr" darzustellen. Für die Kosten des Glaukommanagements bestehen gute Daten für die industrialisierten Länder, wobei der Nutzen des Aufwandes uns alle überzeugt. Da das eigentliche Ziel der Glaukomtherapie der Erhalt der visuellen Funktion ist, sollte diese auch die Messlatte für die Beurteilung der Kosten-Nutzen-Relation sein. Hier wird ein Segment „evidenz-basierter Medizin" angesprochen, das weitergehend zu erforschen kompliziert ist, der Aufwand sich jedoch rechtfertigt im Vergleich zu den Kosten innovativer Therapieformen. Der sonst so „kritische Kostenträger" ist eingeladen die Beweisführung mitzugestalten.

7
**Wie hilfreich können Fallpauschalen für die Ökonomie
des Glaukommanagements sein?**

Fallpauschalen tragen zweifelhaft zur Gesundheitsökonomie einer chronischen Erkrankung bei. Fallpauschalen haben die schlichte Funktion einer Ausgabenbegrenzung bei gemittelten Kosten pro Fall. Damit liegt der betriebsökonomische Anreiz des Leistungserbringers im Vorfeld der Erkrankung, während die komplizierten und schwerwiegenden Erkrankungsfälle von vornherein nicht kostendeckend betreut werden können. In Ländern mit längerer Erfahrung mit Fallpauschalen zeigt es sich, daß eine Kostenreduktion im Gesundheitssystem damit nicht erreicht wird, die Anzahl unnötig Behandelter steigt und es schwieriger wird, für die schweren Fälle ärztliche Versorgung zu finden.

8
Was kann man von „Behandlungsleitlinien" für die Ökonomie der Glaukomtherapie erwarten?

Behandlungsleitlinien können durchaus zur Ökonomie des Glaukommanagements beitragen, wenn sie die Courage der Entrümpelung diagnostischer und therapeutischer Konzepte aufbringen. Behandlungsleitlinien, welche innovative Therapie und Diagnostik um das „Althergebrachte" erweitern, tragen zur Ökonomie des Glaukommanagements wenig bei. Eine andere wichtige Voraussetzung ist die permanente und zeitnahe Anpassung der Inhalte an den Kenntnisstand medizinischen Wissens. Es ist gut belegt, daß die Halbwertszeit medizinischer Kenntnisse 5 bis 7 Jahre beträgt. Leitlinien, welche in ihren Inhalten vor 5 Jahren konzipiert wurden, könnten theoretisch zu 50 % ihres Inhalts überholt sein. Eine jährliche Anpassung an die wissenschaftlichen Erkenntnisse wäre somit eine wichtige Voraussetzung für Leitlinien, um gesundheitsökonomisch dienlich zu sein.

9

Ist die Produktvielfalt in der Glaukomtherapie für eine Optimierung der Ökonomie hinderlich?

Produktvielfalt für die medikamentöse Therapie ermöglicht ein Höchstmaß der Individualisierung des Behandlungskonzeptes. Ist dies gegeben, ist es auch ein Beitrag zur Ökonomie. Besteht jedoch eine erkennbare Inferiorität des einen oder anderen Wirkstoffes gegenüber Neuentwicklungen, so sollte dies dem Anwender auch bewußt sein. Produktvielfalt in der medikamentösen Therapie ist nützlich, wenn der einzelne Wirkstoff in einem definierbaren Indikationsbereich Vorzüge gegenüber den anderen aufweist. Dieser Anspruch bedarf jedoch der seriösen wissenschaftlichen Beweisführung. Ist diese nicht möglich, so wird die Produktvielfalt zu einem reinen kommerziellen Aspekt und damit gesundheitsökonomisch hinderlich.

10
Wie kann Ökonomie im Glaukommanagement
bei Arzt und bei Patient motiviert werden?

Die Motivation für Arzt und Patient zur Gesundheitsökonomie des Glaukommanagements beizutragen, hat verschiedene Säulen. Für den Patienten ist wichtig, ein gewisses Maß an Eigenverantwortlichkeit für seine
Gesundheitskosten beizutragen. Solange ihm suggeriert wird, für seinen
Solidarbeitrag wäre Alles für alle zu jeder Zeit möglich, wirkt dies kon-
traproduktiv für die Pflege der Eigenverantwortlichkeit. Dem Arzt sollte
honoriert werden, wenn er Befunde von hoher Datenqualität zur Verlaufskontrolle und Therapie in einem angemessenen Zeitraster erhebt. Nicht
honoriert werden sollte, wenn ein Maximum an qualitativ minderer
Datenqualität pro Zeiteinheit erhoben wird. Nicht die Produktion großer
Befundmengen sollte das betriebsökonomische Anliegen des Arztes sein,
sondern die Erhebung von Behandlungsdaten, welche dem eigentlichen
Ziel, der Erhaltung der visuellen Funktion, in einem Höchstmaße dienlich
sind. Ökonomie im Glaukommanagement sind bei Arzt und bei Patienten
motivierbar, es wird ohne diese nicht gehen. Der Verordnungsweg alleine
bringt das „Hamsterrad" nicht zum Stillstand.

7. Diskussionsrunde
Perspektiven der Glaukomatologie

Moderatoren:

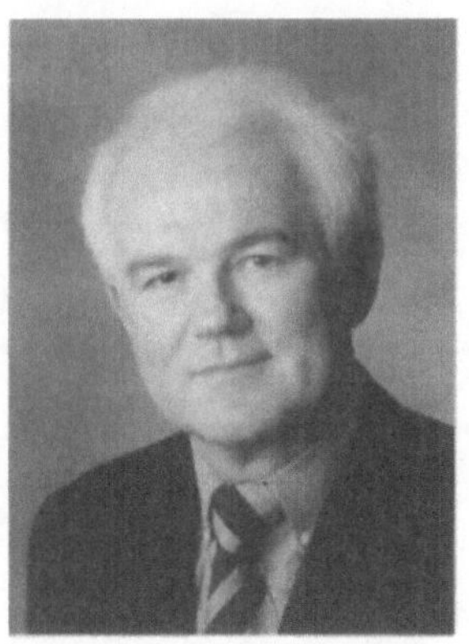 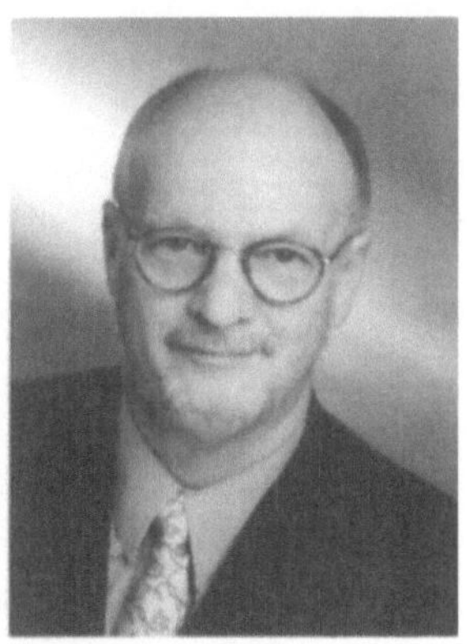

G. K. Krieglstein   E. Gramer

1
Haben die psychophysikalischen Untersuchungsmethoden in der Frühdiagnose des chronischen Glaukoms eine Zukunft?

Neue psychophysikalische Untersuchungsmethoden versprechen neue Aussichten, eine weitergehendere, funktionelle Auflösung des präperimetrischen Glaukoms zu ermöglichen. Screening-Tests zu Änderungen der Kontrastempfindlichkeit, des Farbsinnes, der Bewegungsschwelle, eventuell in Kombination mit elektrophysiologischen Untersuchungsmethoden könnten hierzu relevante Beiträge leisten. Die Redundanz im visuellen System erlaubt nicht, den perimetrischen Ausfall als funktionelles Frühsymptom zu werten. Die präferente Vulnerabilität der makrozellulären Ganglienzellen der Netzhaut (in Verbindung mit den dickeren Neuronen der Nervenfaserschicht) ergibt hierfür die Grundlage. Intensive Forschungsbemühungen zum psychophysikalischen Äquivalent der frühen, makrozellulären Läsion stimulieren neue, funktionelle Untersuchungsmethoden, die mit der morphometrischen Frühdiagnose konkurrieren könnten. Die Vielfalt der Untersuchungstechniken ergibt zudem Kombinationsmöglichkeiten der Funktionsdiagnostik, welche der Spezifität und Sensitivität der Befunderhebung eine neue Dimension geben können.

2
Welche bildgebenden Verfahren werden in der morphometrischen Diagnostik und Verlaufskontrolle dominieren?

Die Laser-Scanning-Tomografie mit dem HRT-II ist derzeit die am besten fundierte Untersuchungstechnik zur Morphometrie der Papille. Weiterentwicklungen der Polarimetrie und der optischen Kohärenztomografie können konkurrierende oder ergänzende Untersuchungstechniken darstellen. Auch eine Kombination der verschiedenen bildanalytischen Verfahren könnte den Informationswert erweitern. Zunächst sind die Fotodokumentation der Papille und die Nervenfaserschichtuntersuchung nicht obsolet. Die Dinge sind in Entwicklung, die Richtung ist noch ungewiß, eine weitergehende Automatisierung der Befunddokumentation der glaukomatösen Papille ist jedoch gewiß.

3
Behält der Augeninnendruck seinen Stellenwert in Diagnostik und Therapiemonitoring?

Der Augeninnendruck als Leitparameter für Diagnostik und Verlaufskontrolle ist noch unersetzlich. Er konkurriert jedoch stets mit den psychophysikalischen Untersuchungsmethoden und der Morphometrie der Papille. Solange sich beide nicht eine höhere Sensitivität und Spezifität zur Beurteilung des Erkrankungsverlaufes ergeben, wird der Augeninnendruck als kritisches Kriterium der Diagnostik und der Therapie unverzichtbar bleiben. Er ist der wichtigste Risikofaktor für die Entstehung der Erkrankung wie auch für ihre Progredienz.

4
Welche Untersuchungstechniken werden zukünftig
die Verlaufskontrolle dominieren?

Der Wettstreit zwischen Augeninnendruck, morphologischen Kriterien und psychophysikalischen Untersuchungsmethoden ist offen, eine endgültige Bewertung ist derzeit nicht möglich. Hier erstreckt sich ein großes Feld innovativer Glaukomdiagnostik, welches die Gleichgewichte zukünftig verschieben kann. Die Vernetzung der Diagnosedaten in teleophthalmologischen Systemen wird wohl der nächste große Schritt sein. Die Visualisierung der metabolischen Aktivität (gleichbedeutend mit Durchblutung) der Papille, ähnlich dem PET-Scanning des Cortex, wäre eine neue diagnostische Dimension, der kumulativen Betrachtung von Risikofaktoren weit überlegen.

5
Werden Untersuchungstechniken zur okulären Durchblutung unsere Therapieentscheidungen beeinflussen?

Nicht-invasive Untersuchungstechniken zur Durchblutung der Sehnervenpapille werden bei Glaukomformen mit Zirkulationsstörungen die Bedeutung des erhöhten Augeninnendruckes immer modifizieren. Teilaspekte der okulären Durchblutung wie Pulsatilität oder Fließgeschwindigkeiten werden nicht den Durchbruch schaffen, funktionelle Bildanalytik in Verbindung mit Parametern der Durchblutung können die Dinge ändern. Blutvolumen pro Zeit pro Gewebevolumen könnte als „Durchblutung" verstanden werden, dies ist jedoch noch nicht meßbar – noch nicht.

6
Welche Horizonte sehen Sie in der augendrucksenkenden Pharmakotherapie der Glaukome?

Neuartige Wirkungsmechanismen zur Augendrucksenkung, wie zum Beispiel die gezielte Beeinflussung der Eigenkontraktilität trabekulärer Endothelzellen, eröffnen neue Horizonte. Neue pharmazeutische Zubereitungen traditioneller Antiglaukomatosa und neue Wirkstoffe in einem bekannten Wirkungsbereich eröffnen weitere Optionen. Die augendrucksenkende Wirkung innovativer Pharmaka könnte über das bisherige Wirkungsspektrum hinaus gehen und unabhängig vom Wirkungsmechanismus mit der Glaukomchirurgie konkurrieren. Solange eine neuroprotektive Therapie in der schlüssigen, klinischen Beweisführung noch nicht verifiziert ist, bleibt die Augendrucksenkung die erste „Trumpfkarte".

7

Läßt sich die Durchblutung der Papille in Zukunft selektiv medikamentös beeinflussen?

Die Durchblutung der Papille hängt wesentlich von der kardio-vaskulären und hämorheologischen Grundsituation ab. Darüber hinaus ist eine selektive Manipulation der okulären Durchblutung denkbar, wenngleich es hierzu noch keine konkreten Ansätze gibt. Das pharmakologische Profil der Antiglaukomatosa wird zunehmend eine Unterscheidung in „durchblutungsgünstige", „durchblutungsindifferente" und für die Papille „durchblutungsungünstige" Pharmaka erzwingen. Eine gewebeselektive Durchblutungsförderung des hinteren Augenpols oder gar der Papille erscheint derzeit illusionär – das Prinzip scheint jedoch nicht unmöglich zu sein, siehe Viagra.

8
Wird es eine verifizierte, neuroprotektive Glaukomtherapie geben?

Diese Frage beantwortet sich mit dem Ergebnis laufender, prospektiver klinischer Studien. Die Logik des therapeutischen Prinzips ist klar, die Beweisführung offen. Gelangt die Beweisführung zu einem positiven Ergebnis wird die medikamentöse Glaukomtherapie einen neuen Horizont erfahren, die augendrucksenkende Behandlung wird sich jedoch damit nicht erübrigen. Hier ist Geduld angesagt, da der Zeitbedarf beweisfähiger, klinischer Studien etwa 5 Jahre in Anspruch nimmt. Das Ergebnis ist jedoch von eminenter Bedeutung, denn dann wird es erstmals eine Augeninnendruck-unabhängige Behandlung des chronischen Glaukoms geben.

9

Wohin geht die Modifikation der Wundheilung in der Glaukomchirurgie?

Die gegenwärtigen Möglichkeiten der Modifikation der Wundheilung mit Mitomycin-C (MMC) hat ein großes Risikoprofil, mit 5-FU erhebliche subjektive Nebenwirkungen, welche jedoch nicht so ernster Art sind wie bei MMC. Perspektiven einer schonenderen Modifikation der Wundheilung sind die photodynamische Therapie, sowie selektive Inhibitoren von Wachstumsfaktoren. Auch hier klingt Zukunftsmusik an, deren Bedeutung für die operative Praxis noch offen ist.

10
Welchen Stellenwert werden die Varianten der tiefen Sklerektomie in der zukünftigen Glaukomchirurgie einnehmen?

Die tiefe Sklerektomie wirkt augeninnendrucksenkend; dies ist nachgewiesen, wobei die Vergleichbarkeit mit der traditionellen Filtrationschirurgie noch offen ist. Zahlreich klinische Studien belegen, daß sämtliche Modifikationen der tiefen Sklerektomie in ihrer augendrucksenkenden Wirkung der klassischen Trabekulektomie unterlegen sind. Die vergleichende Beurteilung der Komplikationen ist noch nicht abschließend geklärt. Sollte die tiefe Sklerektomie mit ihren Operationsvarianten weniger augendrucksenkend wirken, jedoch deutlich weniger Risiken haben, so hätte sie einen Stellenwert in der klinischen Routine. Diese These bedarf jedoch noch der Absicherung in der langfristigen Beurteilung.